Kohlhammer

Bachelor Pflegestudium

Hrsg. von Christa Büker und Julia Lademann

Eine Übersicht aller lieferbaren und im Buchhandel angekündigten Bände der Reihe finden Sie unter:

 https://shop.kohlhammer.de/bapflege

Die Autorin

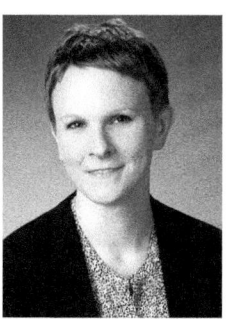

Prof. Dr. Nina Fleischmann, Krankenschwester und Pflegewissenschaftlerin. Seit 2021 Professorin für Pflegewissenschaft an der Hochschule Hannover, Fakultät V – Diakonie, Gesundheit und Soziales, Abteilung Pflege und Gesundheit. Schwerpunkte in der Lehre und Forschung: Professionalisierung, Interprofessionelle Zusammenarbeit, Diversität in der Pflege, Gesundheitsförderung in der stationären Altenpflege. Vorstandsmitglied im DBfK Nordwest e. V. und Niedersächsischen Pflegerat, Mitglied der Deutschen Gesellschaft für Pflegewissenschaft e. V.

Nina Fleischmann

Interprofessionelle Pflegearbeit

Verlag W. Kohlhammer

Dieses Werk einschließlich aller seiner Teile ist urheberrechtlich geschützt. Jede Verwendung außerhalb der engen Grenzen des Urheberrechts ist ohne Zustimmung des Verlags unzulässig und strafbar. Das gilt insbesondere für Vervielfältigungen, Übersetzungen, Mikroverfilmungen und für die Einspeicherung und Verarbeitung in elektronischen Systemen.

Die Wiedergabe von Warenbezeichnungen, Handelsnamen und sonstigen Kennzeichen in diesem Buch berechtigt nicht zu der Annahme, dass diese von jedermann frei benutzt werden dürfen. Vielmehr kann es sich auch dann um eingetragene Warenzeichen oder sonstige geschützte Kennzeichen handeln, wenn sie nicht eigens als solche gekennzeichnet sind.

Es konnten nicht alle Rechtsinhaber von Abbildungen ermittelt werden. Sollte dem Verlag gegenüber der Nachweis der Rechtsinhaberschaft geführt werden, wird das branchenübliche Honorar nachträglich gezahlt.

Dieses Werk enthält Hinweise/Links zu externen Websites Dritter, auf deren Inhalt der Verlag keinen Einfluss hat und die der Haftung der jeweiligen Seitenanbieter oder -betreiber unterliegen. Zum Zeitpunkt der Verlinkung wurden die externen Websites auf mögliche Rechtsverstöße überprüft und dabei keine Rechtsverletzung festgestellt. Ohne konkrete Hinweise auf eine solche Rechtsverletzung ist eine permanente inhaltliche Kontrolle der verlinkten Seiten nicht zumutbar. Sollten jedoch Rechtsverletzungen bekannt werden, werden die betroffenen externen Links soweit möglich unverzüglich entfernt.

1. Auflage 2024

Alle Rechte vorbehalten
© W. Kohlhammer GmbH, Stuttgart
Gesamtherstellung: W. Kohlhammer GmbH, Stuttgart

Print:
ISBN 978-3-17-042433-3

E-Book-Formate:
pdf: ISBN 978-3-17-042434-0
epub: ISBN 978-3-17-042435-7

Inhalt

Vorwort der Reihenherausgeberinnen 7

Einleitung 9

1 **Professionalität und Interprofessionalität** **13**
   1.1 Arbeit, Beruf, Profession und Professionalisierung – eine Begriffsbestimmung 14
   1.2 Pflege als Beruf, Pflege als Wissenschaft oder Pflege als Profession? 19
   1.3 Entwicklung von Interprofessionalität 29
   1.4 Fazit 34

2 **Gesundheits(fach)berufe** **37**
   2.1 Hebammenkunde 38
   2.2 Physiotherapie 40
   2.3 Ergotherapie 42
   2.4 Logopädie 44
   2.5 Pharmazie 46
   2.6 Medizinische Fachangestellte 48
   2.7 Medizin 49
   2.8 Perspektiven für die Weiterentwicklung der Gesundheitsfachberufe 52
   2.9 Fazit 54

3 **Interprofessionelle Kommunikation** **58**
   3.1 Team und Teamkommunikation 59
   3.2 Interprofessionelle Kommunikation 63
   3.3 SBAR 69
   3.4 I-PASS 72
   3.5 CEESAR 74
   3.6 Debriefing 76
   3.7 SINNHAFT 77
   3.8 Fazit 79

4 **Konzepte im interprofessionellen Lernen und Handeln** **81**
   4.1 Interprofessionelles Lernen 81
      4.1.1 Von-, mit- und übereinander lernen 83

		4.1.2	Interprofessionelle Ausbildungsstationen	91
		4.1.3	Interprofessionelles Simulationstraining	95
		4.1.4	Interprofessionelle Kernkompetenzen	98
		4.1.5	Ethische Fragen als Gegenstand interprofessionellen Lernens	102
		4.1.6	Exkurs: Interprofessionelle Bildung in Schweden	106
	4.2	Interprofessionelles Handeln		109
		4.2.1	Fallkonferenzen	109
		4.2.2	Interprofessionelle Visite	114
		4.2.3	Regionale Gesundheitszentren	116
	4.3	Fazit		119
5	**Kompetenzrahmen interprofessioneller Zusammenarbeit**			**121**
	5.1	Rollenklärung		125
	5.2	Patientenzentrierte Versorgung		126
	5.3	Teamfunktionalität		127
	5.4	Kollaborative Führung		128
	5.5	Interprofessionelle Kommunikation		129
	5.6	Interprofessionelle Konfliktlösung		130
	5.7	Komplexität, Kontext und Qualitätsverbesserung		132
	5.8	Fazit		133

Literaturverzeichnis **136**

Stichwortverzeichnis **145**

Vorwort der Reihenherausgeberinnen

Nach den Bänden »Moderne Pflege heute«, »Beziehungsgestaltung in der Pflege«, »Edukative Aktivitäten und Interventionen in der Pflege« und »Evidence-basiertes Pflegehandeln« freuen wir uns sehr über diesen nunmehr fünften Band unserer Buchreihe *Bachelor Pflegestudium* zum Thema interprofessionelles Pflegehandeln.

Mit dieser Lehrbuchreihe zur hochschulische Pflegeausbildung richten wir uns in erster Linie an Studierende in primärqualifizierenden oder berufsbegleitenden Bachelorstudiengängen in der Pflege, aber auch an die Lehrenden. Ziel ist die Vermittlung von Grundlagen zur Entwicklung einer wissenschaftsbasierten Pflegepraxis. Dementsprechend zeichnen sich die einzelnen Bände durch eine enge Verknüpfung von Theorie, Empirie und pflegerischer Praxis aus.

Der vorliegende Band »Interprofessionelle Pflegearbeit« von Prof. Dr. Nina Fleischmann widmet sich einer hochrelevanten Thematik, nämlich der Zusammenarbeit der pflegerischen Profession mit den verschiedenen Berufsgruppen im Gesundheitswesen. Hintergrund ist die Erkenntnis, dass keine Berufsgruppe für sich allein den Anspruch erheben kann, den oftmals komplexen Problem- und Bedarfslagen der heutigen Patientenklientel gerecht zu werden. Vielmehr bedarf es einer Gesundheitsversorgung im partnerschaftlichen Zusammenwirken aller Beteiligten auf Augenhöhe. Indem die Leistungen der verschiedenen Akteure ineinandergreifen, können gemeinsam definierte Ziele erreicht werden. Eine gute interprofessionelle Zusammenarbeit steigert so die Versorgungsqualität und erhöht die Arbeitszufriedenheit.

Bereits in Studium und Ausbildung müssen die Voraussetzungen für die spätere Arbeit im interprofessionellen Team geschaffen werden. Im Mittelpunkt der vorliegenden Publikation stehen daher Konzepte zur gelingenden interprofessionellen Kommunikation sowie zum gemeinsamen Lernen und Handeln in der Versorgung von Patienten und Patientinnen und Klienten und Klientinnen. Am Beispiel eines kanadischen Kompetenzrahmens zur interprofessionellen Zusammenarbeit wird darüber hinaus deutlich, dass eine klare Rollenbeschreibung der beteiligten Berufsgruppen, die respektvolle Zusammenarbeit im Team und sinnvolle Konfliktstrategien notwendig sind. Schließlich dient interprofessionelles Handeln dem wichtigsten Ziel in der Gesundheitsversorgung: Einer patientenzentrierten und evidenzbasierten Behandlung, Betreuung und Begleitung.

Wir danken der Autorin Prof. Dr. Nina Fleischmann für ihr Engagement bei der Erstellung dieser Publikation!

Prof. Dr. Christa Büker
Prof. Dr. Julia Lademann

Piktogramme

- Fallbeispiel
- Lernaufgaben
- § Gesetzestext
- Zielsetzung
- Reflexionsaufgaben
- Merke

Einleitung

Im Gesundheitswesen werden die Versorgungsbedarfe immer komplexer. Die Diagnostik, Behandlung, Pflege, Betreuung und Begleitung von kranken und pflegebedürftigen Menschen bedarf einer zunehmenden Spezialisierung der Gesundheitsfachberufe. Eine Berufsgruppe allein kann eine qualitativ hochwertige Versorgung und größtmögliche Patientensicherheit nicht gewährleisten. Für eine fachlich adäquate, umfassende und personenorientierte Versorgung von Patientinnen und Patienten ist eine aufeinander abgestimmte Zusammenarbeit heute und zukünftig essentiell. Je vielschichtiger und anspruchsvoller die Versorgung ist, desto enger müssen die Berufe sich austauschen und zusammenarbeiten.

Interprofessionelle Zusammenarbeit im Gesundheitswesen ist also essentiell, um diese koordinierte und effektive Versorgung sicherzustellen. Durch Zusammenarbeit können die verschiedenen Berufsgruppen ihr Fachwissen und ihre Fähigkeiten bündeln und gemeinsam Probleme lösen. Patientinnen und Patienten profitieren von einer umfassenden, abgestimmten Behandlung, die auf ihre individuellen Bedürfnisse zugeschnitten ist.

Eine reine Koordination im Sinne des Informationsaustauschs reicht dabei nicht aus, sondern Kooperation – ein Interagieren zugunsten eines gemeinsamen Verständnisses – ist notwendig. Es braucht verschiedene Perspektiven, die einen Teil des Ganzen und damit der Lösung darstellen. Der Sachverständigenrat zur Begutachtung der Entwicklung im Gesundheitswesen bemängelt nahezu in jedem seiner Gutachten die Defizite in interprofessionellen und flexiblen Versorgungsstrukturen im Gesundheitswesen. Bereits 1991 forderte die Bundesärztekammer, die Kooperation aller Gesundheitsberufe als Notwendigkeit für eine patientenorientierte Versorgung. In der 2013 erschienenen Denkschrift der Robert Bosch Stiftung »Gesundheitsberufe neu denken, Gesundheitsberufe neu regeln« ist »die Notwendigkeit einer Neuordnung der Aufgabenteilung, Kompetenzzuweisungen und Zusammenarbeit der Gesundheitsberufe im deutschen Versorgungssystem« benannt. Eine flächendeckende Umsetzung lässt jedoch auch in 2024 noch auf sich warten.

In den meisten Strukturen des Gesundheitswesens wird trotz des Strebens nach Interprofessionalität immer noch an traditionellen Rollenverteilungen und Delegationspraktiken festgehalten. Diese beziehen sich auf die klare Abgrenzung von Verantwortlichkeiten und Zuständigkeiten zwischen verschiedenen Berufsgruppen. Ärztinnen und Ärzte diagnostizieren, verschreiben Medikamente und stellen ärztliche Zeugnisse aus. Pflegefachpersonen aktivieren, begleiten im Alltag, erheben Bedarfe, führen Krisengespräche, verabreichen Medikamente und übernehmen viele weitere Aufgaben. Therapeutinnen und Therapeuten leiten sowohl Einzel- als auch Gruppentherapiesitzungen, während Sozialarbeiterinnen und Sozialarbeiter beraten, vermitteln, Gelder verwalten und an Steuerungsrunden teilnehmen. Trotz dieser klaren Aufgabenverteilung gehen jedoch manchmal die übergeordneten Ziele der gemeinsamen Hilfe verloren. Das Hauptziel sollte darin bestehen, die Handlungsfähigkeit von Menschen trotz gesundheitlicher Krisen wiederherzustellen und sie dabei zu unterstützen, die Herausforderungen des Lebens zu bewältigen und so eigenständig als möglich damit umzugehen.

Interprofessionelle Zusammenarbeit trägt auch dazu bei, Fehler zu vermeiden, die Kommunikation zwischen den Berufsgruppen zu verbessern und die Effizienz des Gesundheitssystems insgesamt zu steigern. In der Kooperation können die verschiedenen Berufsgruppen Synergien schaffen und Ressourcen optimal nutzen. Eine Reihe an Gesundheits(fach)berufen sind im Gesundheitswesen tätig. Sie sind steigenden Anforderungen an das Berufsfeld durch die sich verändernde Versorgungssituation ausgesetzt. Mit der Nutzung ihrer unterschiedlichen Fähigkeiten und Perspektiven kann die Versorgung gestärkt, Ressourcen effizient genutzt, Kommunikation verbessert und Fehlerrisiken minimiert werden.

Als größte Berufsgruppe im Gesundheitswesen übernehmen Pflegefachpersonen in allen Settings der Versorgung wichtige Aufgaben. Sie haben den dichtesten Kontakt zu Patientinnen und Patienten in allen Phasen menschlichen Lebens, kommen ihren Aufgaben zu allen Tages- und Nachtzeiten nach und sind primäre Ansprechpersonen für Belange aller Art. Sie begleiten in akuten wie in dauerhaften Pflegesituationen und den verschiedenen Settings gesundheitlicher Versorgung. Pflegefachpersonen haben hier vielerlei Berührungspunkte zu anderen Gesundheitsfachberufen – fachlicher, kommunikativer und sozialer Natur. Dieser Band widmet sich der Interprofessionellen Pflegearbeit.

Folgende Lernziele werden mit diesem Buch verfolgt:

Die Lernenden…

- sind sich der Relevanz von Interprofessionalität bewusst.
- kennen die Definitionen von Grundbegriffen wie intra-, inter-, multi- und transdiziplinärer Zusammenarbeit.
- reflektieren die eigene Haltung und die Erfahrungen interprofessioneller Zusammenarbeit und formulieren ihre Erwartungen an eine gelungene Kooperation.
- verfügen über theoriegeleitetes Fachwissen sowie methodische und sozialkommunikative Fähigkeiten, um mit Menschen der eigenen und anderer Gesundheitsprofessionen kooperativ und effektiv zusammen zu arbeiten.
- wissen um Gemeinsamkeiten und Unterschiede der Gesundheits(fach)berufe, ihre berufsbezogene Entwicklung und aktuelle Professionalisierungsstrategien.

- kennen aktuelle Versorgungskonzepte, die in ihrer Effektivität elementar von der Zusammenarbeit der verschiedenen Professionen abhängen.
- wissen ihre Aufgaben in interprofessionellen Versorgungskonzepten zu definieren, zu gestalten und mit anderen Akteuren zielorientiert abzustimmen.
- bringen in der Interaktion mit anderen Gesundheits(fach)berufe ihre Kompetenzen überzeugend ein und begründen ihr Handeln fundiert.
- verfügen über Strategien, interprofessionellen Dissens konstruktiv zu bearbeiten.
- wissen um Grundsätze interprofessionellen Lernens und ordnen Chancen und Barrieren von Lern-Lehr-Projekten ein.
- kennen relevante Studienergebnisse, beziehen diese in die evidenzbasierte Entscheidung ein und leiten Potentiale und Bedarfe für die zukünftige Entwicklung von interprofessioneller Zusammenarbeit ab.
- verstehen einen Kompetenzrahmen der interprofessionellen Zusammenarbeit und ermitteln Anwendungsfelder.
- reflektieren die notwendigen Rahmenbedingungen zur erfolgreichen Umsetzung interprofessioneller Lehr- und Handlungsansätze.

In dem vorliegenden Buch werden die jeweiligen Kapitel mit einem Praxisbeispiel eingeleitet, um die Bedeutung der dargelegten Aspekte zu verdeutlichen. Am Ende jedes Kapitels finden sich Lern- und Reflexionsfragen, die sich zum einen auf die theoretischen und empirischen Inhalte beziehen, zum anderen eine vertiefte Auseinandersetzung anregen. Mit dem erarbeiteten Basiswissen und individuellen Praxiserfahrungen wird zu einer weiterführenden argumentativen Bearbeitung der Themenfelder eingeladen.

Interprofessionelle Pflegearbeit bietet als fünfter Band der Lehrbuchreihe *Bachelor Pflegestudium* eine Basis für Pflegefachpersonen mit anderen Gesundheits(fach)berufen mit ihren unterschiedlichen beruflichen Selbst- und Fremdbildern, Kompetenzbereichen und Tätigkeitsfelder zusammenarbeiten. Im Sinne einer sich ergänzenden, qualitativ hochwertigen, patientenorientierten Versorgung können die spezifischen Kompetenzen jedes einzelnen Berufes für die Patientinnen und Patienten optimal nutzbar gemacht werden.

Das *erste Kapitel* (▸ Kap. 1) widmet sich der Professionalität und Professionalisierung im Pflegeberuf. Professionalität zeigt sich für Pflegefachpersonen und ihr berufliches Handeln auf der Basis fachlicher und wissenschaftlicher Grundlagen. Es werden Begrifflichkeiten wie Arbeit, Beruf und Profession geklärt, unterschiedliche Professionalisierungsansätze aufgezeigt und Professionalisierungsprozesse der Pflege nachgezeichnet. Zur Interprofessionalität werden Begriffe geklärt und die Einordnung und Relevanz im Gesundheitssystem vorgenommen.

Kapitel Zwei (▸ Kap. 2) gibt einen Überblick über ausgewählte Gesundheits(fach)berufe als relevante Akteure der Gesundheitsversorgung. Für die Hebammenkunde, die Physiotherapie, die Ergotherapie, die Logopädie, die Pharmazie, die medizinischen Fachangestellten und die Medizin werden die Aufgaben des Berufs, die Zahl der Berufsangehörigen und der Frauenanteil, die zugrundeliegenden Berufsgesetze mit praktischen Anteilen, die Bildungswege und Professionalisierungsbestrebungen aufgezeigt.

Ziel des *dritten Kapitels* (▶ Kap. 3) ist es, einen Überblick über Team und Teamkommunikation zu geben. Die interprofessionelle Kommunikation bezieht sich auf die Kommunikation und Zusammenarbeit zwischen verschiedenen Berufsgruppen oder Disziplinen, die in einem bestimmten Arbeitskontext zusammenarbeiten. Sie zielt darauf ab, die Stärken und Fachkenntnisse jedes Einzelnen optimal zu nutzen. Zudem werden hier die Faktoren vorgestellt, die zu einer gelungenen Kooperation beitragen. Die Weitergabe klinischer Informationen zwischen den Berufsgruppen im Gesundheitswesen ist einer der zentralen Prozesse in der Patientenbehandlung. Zur fokussierten Kommunikation kommen Tools wie SBAR, I-PASS, CEESAR, SINNHAFT oder Debriefing zum Einsatz und werden hier gezeigt.

Das *vierte Kapitel* (▶ Kap. 4) stellt das interprofessionelle Lernen in den Fokus und zeigt die Kernelemente, den Umsetzungsstand, interprofessionelle Kompetenzen, Einflussfaktoren und Organisationsfaktoren auf. Für die Umsetzung in die Praxis werden die Charakteristika interprofessioneller Ausbildungsstationen, interprofessioneller Simulationstrainings, Lehrprojekten zu interprofessionellen Kernkompetenzen und im ethischen Kontext gezeigt. Für das Internationale wird ein Blick nach Schweden geworfen. Davon ausgehend, das interprofessionelles Lernen die Basis für das Handeln darstellt, folgen im weiteren Verlauf des vierten Kapitels Versorgungskonzepte der interprofessionellen Zusammenarbeit. Neben Fallkonferenzen und der interprofessionellen Visite finden hier Ausführungen zu Gesundheitszentren einen Platz.

Kapitel fünf (▶ Kap. 5) nimmt den Kompetenzrahmen der kanadischen CIHC in den Blick. Die Schlüsselmerkmale werden aufgezeigt, die Kompetenzbereiche differenziert und in die Kontextmerkmale eingeordnet. Der hohen Abstraktionsgrad öffnet dem Kompetenzrahmen für unterschiedliche Settings und Felder beruflicher Pflege Wege der Anwendbarkeit. Wissen, Fähigkeiten, Einstellungen und Werten fließen hier in den Prozess der interprofessionellen Entscheidungsfindung ein.

1 Professionalität und Interprofessionalität

Professionalisierung steht für beruflich qualifiziertes Pflegehandeln auf der Basis fachlicher und wissenschaftlicher Grundlagen. Pflegefachpersonen als professionell Handelnde stellen ihre berufliche Autonomie und die Bedeutung pflegerischer Arbeit für die Gesellschaft heraus. Ziel dieses ersten Kapitels ist es, den Professionalisierungsprozess beruflicher Pflege nachzuzeichnen. Dazu werden Begriffe wie Arbeit, Beruf und Profession geklärt und unterschiedliche Professionalisierungsansätze aufgezeigt. Daran schließen sich Betrachtungen an, wie sich Professionalisierungsmerkmale für den Pflegeberuf zeigen. Zur Interprofessionalität werden Begriffe geklärt und die Einordnung und Relevanz im Gesundheitssystem vorgenommen.

Praxisbeispiel

»Pflege braucht Forschung, Innovation und Professionalisierung« betitelt der NDR einen Fernsehbeitrag, den Lukas Hellweg[1] in der Mediathek entdeckt. Alle drei Begriffe hat Lukas Hellweg im ersten Semester seines Studiums zum Pflegefachmann schon mal gehört – aber was bedeutet Professionalisierung genau? Wie wird das in einem Fernsehbeitrag verstanden und unterscheidet sich das von Verständnis des Pflegeberufs? Lukas Hellweg recherchiert in einer Fachzeitschrift und findet die berufssoziologische Perspektive mit verschiedenen Blickwinkeln auf das Konstrukt Profession und was den Weg von einem Beruf zu einer Profession ausmacht. Professionalisierung hat mit Akademisierung, Autonomie und Kontrolle, Selbstverwaltung und Sozialprestige zu tun. Lukas Hellweg stellt fest, dass es wichtig ist, sich zunächst mit dem eigenen Beruf und Professionalisierungsgrad zu befassen, bevor man ins interprofessionelle Handeln kommt: vor Interprofessionalität kommt Professionalität.

---

1 Alle im Buch erwähnten Namen sind fiktiv und haben keinen Bezug zu realen Personen.

1.1 Arbeit, Beruf, Profession und Professionalisierung – eine Begriffsbestimmung

Professionalität

Im allgemeinen Verständnis ist ein Profi eine Person, die sich mit einer Sache besonders gut auskennt, diese sehr gut beherrscht und viel Erfahrung hat. Häufig wird das auch mit beruflichen Fähigkeiten verbunden, zum Beispiel die Kompetenz eines erlernten Tischlerberufs im Unterschied zur Hobbyheimwerkerei. Im Sport sind Profis die Athletinnen und Athleten, die den Sport professionell ausüben und dafür (in der Regel) entlohnt werden. Profisportlerinnen und -sportler haben zumeist jahrelang trainiert und Zeit und Mühe investiert, um auf höchstem Niveau den Sport auszuüben.

Alltagsweltlich ist mit der professionellen Tätigkeit die Qualität oder Güte des Handelns gemeint, nicht aber die Art und Weise des Handelns selbst (Helsper, 2021). Was heißt Professionalität im Kontext beruflicher Pflege? Und was unterscheidet Professionalisierung davon?

Arbeit, Beruf und Profession

Zur Beantwortung dieser Fragen braucht es zunächst eine Erklärung der Begriffe Arbeit, Beruf und Profession. Die Berufssoziologie versteht Arbeit als den planmäßigen Einsatz des individuellen Arbeitsvermögens zur Abdeckung einer Bedürfnislage (Fleischmann, 2009). Arbeit wird bestimmt als Inanspruchnahme von Zeit und Anstrengung. Sie kann dabei technische oder soziale Bezüge aufweisen und unterscheidet Erwerbsarbeit und Sorgearbeit (Helsper, 2021). Beruf hingegen bezieht sich darauf, welche Organisationsform und Struktur eine Arbeit benötigt, um auf dem Markt Bestand zu haben. Abgrenzbare Fähigkeiten und spezifisches Wissen werden institutionell im Rahmen einer Ausbildung eingeordnet. Ein Beruf wird über einen längeren Zeitraum ausgeübt. Ein Berufsinhaber hat in dieser subjektorientierten soziologischen Sicht ein spezielles Arbeitskraftmuster. Neuerungen in diesem Muster erfolgen zumeist als Reaktion auf gesellschaftliche Problemlagen oder aktuelle Entwicklungen (Fleischmann, 2009).

Professionen sind eine besondere Art von Berufen. Vor 120 Jahren hat Spencer den Begriff der Profession erstmalig verwendet und als ein wesentliches Merkmal zivilisierter Gesellschaften beschrieben. 1939 entwickelte der Soziologe Parsons den Begriff weiter. Professionen repräsentieren für ihn zentrale Werte wie Bildung, Gerechtigkeit, Gesundheit und Wahrheit (Wilkesmann & Falkenberg, 2021). Professionen beruhen auf der Basis des handlungswissenschaftlichen Wissens und verbinden damit Theorie und Praxis (Mahler et al., 2014).

Professionalisierung

Professionalisierung beschreibt demzufolge den Prozess, aus dem aus einem Beruf eine Profession wird. Profession und Professionalisierung als Begriffe finden sich recht häufig in der wissenschaftlichen Analyse und in berufspolitischen Debatten und folgen bestimmten Struktur- und Interaktionslogiken, die in diesem Kapitel erläutert werden.

Neben der Professionalisierung als soziologisches Konstrukt stellt sich auch die Frage, was professionelles Pflegehandeln ausmacht. Berufliche

1.1 Arbeit, Beruf, Profession und Professionalisierung – eine Begriffsbestimmung

Pflege ist im Kern Arbeit in und am Menschen im Kontext grundlegender menschlicher Bedürfnisse, Krisen und Destabilisierung sowie physischen und psychischen Wohlbefindens. In der Tätigkeit ist das Gegenüber eine selbst deutende, erlebende und interpretierende Person, weshalb der individuelle Fallbezug eine besondere Rolle spielt. Insbesondere im Kontext dieses Themenbands, das die interprofessionelle Pflegearbeit in den Mittelpunkt stellt, ist die Integration von Bezugswissen aus anderen Disziplinen wichtig. Es geht mehr um Integrieren statt Separieren, mehr Kooperation anstatt Abgrenzung und weniger Streit, welche Berufsgruppe welche Tätigkeit durchführt, sondern wer mit welchen Konzepten zum Wohl der Patientinnen und Patienten wann handelt. Bestehende Konzepte sollen hierbei reflektiert angewendet und nicht einfach nur übernommen werden. Dazu sind begleitenden Bildungsmaßnahmen notwendig und der Hintergrund bestehender Organisationsmöglichkeiten zu beachten. Reines Regelwissen ersetzt das Erfahrungswissen nicht. Im professionellen Pflegehandeln ist ein Gleichgewicht aus beiden Wissensformen zu finden und auf den individuellen Fall anzuwenden. Dabei gilt es, Handlungsalternativen zu ermitteln, Optionen zu diskutieren und abzuwägen und Begründungen zu formulieren – dies macht kritisches Pflegedenken und -handeln aus (Isfort, 2003).

Gemeinsam in einem Team das Handeln, was in der jeweiligen Situation für die Patientenversorgung nötig ist, in den Mittelpunkt zu stellen und dabei auf der Basis gegenseitiger Anerkennung sich von traditionellen und historisch gewachsenen beruflichen Rollenbildern zu lösen, zeigt den Weg zu einer modernen und sicheren gesundheitlichen Versorgung.

Von der Professionalisierung abzugrenzen ist der Begriff der professionellen Identität. Dieser beschreibt den inneren Kompass, der Pflegefachpersonen bei ihrer Arbeit leitet. Professionelle Identität wird als bedeutsam für eine hohe Selbstwirksamkeit im beruflichen Handeln, präventiv zum Burnout sowie förderlich für interprofessionelle Zusammenarbeit eingeschätzt. In einer Vergleichsstudie mit australischen Pflegefachpersonen zeigt sich die professionelle Identität bei deutschen Pflegefachpersonen in einem ausgeprägten Pflichtgefühl als zentraler Entscheidungsparameter im beruflichen Handeln. Pflegefachpersonen versuchen, das Recht auf Selbstbestimmung der Patientinnen und Patienten zu wahren. Als weiterer Anteil der professionellen Identität zeigt sich eine Unsicherheit, sich häufig in rechtlichen Grauzonen zu bewegen im Kontext defizitärer Strukturen und Zuständigkeiten. Im Gegensatz zu den australischen Pflegefachpersonen können die deutschen Pflegefachpersonen nicht auf etablierte Strukturen wie das Nursing and Midwifery Borad mit Rahmenbedingungen und Kodizes zurückgreifen. Die Identität wird maßgeblich von über Jahrzehnte vorgelebte Praxis als historisch gewachsen bestimmt und durch Praxisvorbilder vorgelebt und sozialisiert. Die Arbeitsweise von Pflegefachpersonen ist oftmals durch Fremdbestimmung gekennzeichnet. Standards und (abrechnungsrelevante) Vorgaben begründen eher das Handeln als Bedürfnisse von Patientinnen und Patienten. Die Etablierung einer analytischen Arbeitsweise ist bisher kaum gelungen (Flaiz, 2019).

Professionelle Identität

1 Professionalität und Interprofessionalität

Professionalisierungs-ansätze

Für viele Berufe innerhalb und außerhalb des Gesundheitswesens scheint es verlockend und aussichtsreich, den Prozess der Professionalisierung zu durchlaufen. Begründet wird dies mit einer besseren Leistungsvergütung, mehr beruflicher Handlungsautonomie sowie der Kontrolle von Zugang zu und Inhalten von Aus- und Weiterbildung. Professionalisierung wird neben den Gründen inhaltlicher Verbesserung auch als berufspolitisches Programm genutzt. Wenige Berufe haben dies auf der Basis eines historischen Prozesses erreicht. Idealtypen sind Medizin, Theologie und Jura (Klemmt, 2022).

Warum Professionalisierung?

Berufe wollen bestimmte Qualitätsstandards erfüllen. Durch eine Professionalisierung können sie sicherstellen, dass die Berufsinhaber über die notwendigen Fähigkeiten und Kenntnisse verfügen, um ihre Tätigkeit auf höchstem Niveau auszuführen. Eine Professionalisierung kann auch dazu beitragen, die Patientinnen und Patienten vor schlechter oder schädlicher gesundheitlicher Versorgung zu schützen. Durch die Etablierung von Berufskodizes und -standards wird sichergestellt, dass die Arbeit der Berufsangehörigen sicher und ethisch korrekt ist. Professionalisierung kann eine stärkere Regulierung unterstützen und somit Missbrauch oder Fehlverhalten innerhalb des Berufs verhindern. Professionalisierung kann auch dazu beitragen, den Status und das Ansehen eines Berufs zu erhöhen. Diese Berufe erhalten mehr Respekt und Anerkennung von der Gesellschaft, verbesserte Einkommenschancen und bessere Arbeitsbedingungen. Professionen haben einen positiven Einfluss auf die Gesellschaft und eine Sonderstellung inne.

Die Gesundheits(fach)berufe befinden sich im Übergang von einstigen Heilhilfsberufen hin zu Professionen. Gründe für diesen Wandel ergeben sich sowohl aus den Rahmenbedingungen der Berufsausübung, den Veränderungen in dem Gesundheitswesen und der Bevölkerung als auch aus den Berufen und deren Selbstverständnis zu finden. Mit der Professionalisierung ändern sich nicht nur die Ausbildungswege der Gesundheitsberufe, sondern auch deren Handlungsfelder. Die Akademisierung der Gesundheitsberufe ist dabei kein Selbstzweck. Sie dient dem Transfer von innovativen Konzepten und forschungsgestützten Lösungsansätzen in die Praxisfelder hinein. Damit werden eine Qualitätssteigerung der Berufsausübung, eine Weiterentwicklung der jeweiligen Berufe und daraus folgend eine verbesserte Gesundheitsversorgung möglich (Klotz, 2019).

Professionsmodelle

In der wissenschaftlichen Sichtweise werden die Besonderheiten der Professionen zunächst wertneutral als Abgrenzungskriterium verstanden. Es existieren unterschiedliche theoretische Modelle davon, was Professionen von anderen Berufen unterscheidet. Die genaue Definition hängt dabei stark von der theoretischen Perspektive ab, mit der die Einordnung vorgenommen wird. Klemmt unterscheidet drei Theoriebereiche (Klemmt, 2022):

- Machttheoretische Ansätze
- Strukturtheoretische Ansätze
- Merkmalstheoretische Ansätze

Machttheoretischer Ansatz

Die *machttheoretische* Perspektive stellt das Monopol der Professionen auf bestimmte Dienstleistungen in den Mittelpunkt. Professionen ist es hierbei gelungen, sich Autonomie und ein Monopol zu sichern: Unabhängigkeit und Selbständigkeit für eine Tätigkeit, die nur diese Profession ausführt und auch über das Wissen zur Ausübung alleine verfügt. Die Macht zeigt sich in materiellen und immateriellen Privilegien. Zu diesen Privilegien gehören die Regulierung und Bewertung der eigenen Arbeit, Autonomie und Deutungsmacht über Inhalte und Bedingungen beruflichen Handelns sowie gesteigertes Prestige und Einkommen. Im machttheoretischen Ansatz erfolgt die Herausbildung von Professionen in einem sozialen Aushandlungsprozess und über berufspolitische Strategien. Der Zugang zum Beruf wird durch professionseigene Bestimmungen zu Ausbildung und Qualifikationsstandards bestimmt. In diesem Ansatz besteht ein Wissensgefälle zwischen Professionen, die als Experten betrachtet werden und ihren Klientinnen und Klienten (als Laien). Diese können die Expertise aus der Laienperspektive nicht kontrollieren und geben diese Funktion an die kollegiale Selbstkontrolle der Professionsangehörigen ab. Im Gegensatz zu unten beschriebenen Ansätzen zeigt die Machtperspektive eine Skepsis gegenüber den Ansprüchen der Profession auf ihre moralische Überlegenheit und deren Wirkung für die Gesellschaft.

Die *strukturtheoretische* Perspektive geht von einer besonderen Handlungsproblematik bei Professionen aus, die konkrete rechtliche, gesundheitliche, soziale oder psychische Problemlagen von Menschen in den Fokus stellt. Professionsangehörige sind auf die Mitwirkung der Menschen an ihren eigenen Problemlagen angewiesen, ohne sich dabei am wirtschaftlichen Erfolg zu orientieren. Menschen sind dabei subjektiv in ihren Problemlagen betroffen. Seitens der Professionen ist eine analytische Distanz unter Anerkennung der Autonomie und der Lebenswelt der Menschen einzuhalten. Regelanwendung und Fallverstehen machen diese Perspektive aus und bilden auf den ersten Blick eine widersprüchliche Einheit. Das Handeln der Professionen ist nicht vollständig standardisierbar. Die Arbeitsergebnisse können daher nicht über den Markt geregelt oder bürokratisch bewertet werden. Die Dienstleistung der Professionen unterscheidet sich in ihrem Handeln von denen anderer Berufe und unterliegt Begründungs- und Entscheidungszwängen. Professionen widmet sich zentralen und gesellschaftlich relevanten Problemlagen im Sinne einer Gemeinwohlorientierung. Sicherheit und Qualität in der Daseinsvorsorge sowie hohe Standards in der Aus- und Fortbildung können im öffentlichen Interesse demnach nur gewährleistet werden, wenn die Professionen ein Arbeitsmarktmonopol innehaben, Eintrittsbarrieren setzt und den Beruf selbst reguliert. Dafür spricht die Gesellschaft den Professionen ein besonderes Maß an beruflicher Freiheit, Autonomie und in weiten Teilen gesteigerte Einkommenschancen zu. Diese Sichtweise nimmt die altruistischen Motive der Professionen und den intrinsischen Wert ihrer Expertise für das Gemeinwohl in den Blick. Strukturtheoretische Ansätze wurden in der deutschsprachigen Professionsforschung der letzten Jahrzehnte zur Analyse professionellen Handelns herangezogen und mit Autoren wie Stichweh, Schütze oder Oevermann verknüpft.

Merkmalstheoretische Ansätze analysieren mit Hilfe bestimmter Merkmale, ob es sich bei einem Beruf um eine Profession handelt oder nicht beziehungsweise welchen Punkt der Beruf im Professionalisierungsprozess erreicht hat. Dieser Ansatz spielt insbesondere in Diskussionen über die Höherbewertung

Strukturtheoretischer Ansatz

Merkmalstheoretischer Ansatz

eines Berufs eine Rolle, wird aber in Bezug auf die Anwendbarkeit in modernen Berufssystemen und in der checklistenartigen Verkürzung auch kritisiert. Der merkmalsorientierte Ansatz bildet eine verbindende Klammer zwischen dem strukturtheoretischen und dem machttheoretischen Ansatz. Bei den Merkmalen handelt es sich um Normen und Werte, die gleichermaßen die Innen- und Außenperspektive auf Professionsvorstellungen adressieren. Tabelle 1 zeigt diese Merkmale und die jeweilige Erläuterung dazu auf (Fleischmann, 2009; Klemmt, 2022; Wilkesmann & Falkenberg, 2021).

Tab. 1: Merkmale von Professionen

Merkmal	Erläuterung des Merkmals
Exklusives Wissen	Professionsangehörige erwerben wissenschaftlich fundiertes Sonderwissen in einer lang andauernden spezialisierten, akademischen Ausbildung und zertifizierten Weiterbildung. Das Sonderwissen ist in Form von Bildungstiteln institutionalisiert.
Berufsethos	Berufsständische Normen und Werte werden in Form einer Berufsethik vermittelt, in der Praxis umgesetzt und unterliegen kollegialer Selbstkontrolle. Mitunter werden diese in Form eines Eids bekräftigt.
Gemeinwohlorientierung	Der Tätigkeitsbereich von Professionsangehörigen besteht aus gemeinnützigen Funktionen und orientiert sich am Wohl der Gesellschaft. Professionen setzen ihr Wissen uneigennützig für das Allgemeinwohl ein.
Autonomie und Kontrolle	Professionen besitzen eine berufliche Fach- und Sachautonomie. Der Zugang zum Beruf und die Ausübung beruhen auf Selbstkontrolle und Selbstverwaltung statt Fremdkontrolle durch Laien oder den Staat. Die Berufsausübung ist lizensiert und/oder unterliegt exklusiver Berechtigung.
Monopolstellung	Professionen haben ein Funktions-, Angebot- und Handlungskompetenzmonopol: nur die Professionsangehörigen dürfen bestimmte Leistungen anbieten und über deren Ausführung entscheiden.
Selbstverwaltung	Herausbildung und Etablierung von selbstverwalteten Berufsverbänden.
Status und Sozialprestige	Professionsangehörige beanspruchen aufgrund ihrer Sachkompetenz und Gemeinwohlorientierung eine besondere wirtschaftliche Entlohnung und ein hohes Sozialprestige

Klotz unterscheidet drei Dimensionen von Professionalisierung (Klotz, 2019):

- *Dimension Qualifikation*
  Wissenschaftliche, theoretisch fundierte und akademische Ausbildung (mit Praxisanteilen in der Ausbildung), etablierte Fachterminologie, die

eine spezifische und gelingende Kommunikation ermöglicht, Wissenschaft als Basis der Berufsausübung und wissenschaftlich fundiertes Spezialwissen
- *Dimension Gesellschaft und Sozialwesen*
Erbringung einer Leistung von hohem gesellschaftlichem Nutzen, hoher sozialer Status, Verpflichtung auf Werte und Vorhandensein eines beruflichen Ethikkodexes, Autonomie bei gleichzeitiger Problemlösekompetenz
- *Dimension Berufsvertretung*
Organisierte Vertretung der beruflichen Interessen, kollegial-korporative Selbstkontrolle, exklusive Berechtigung der Berufsausübung

Losgelöst von der theoretischen Betrachtungsweise sind Professionen keine unveränderbare Größe. Sie befinden sich im Wandel und haben prozesshaften Charakter. Arbeit, Beruf und Profession können als ein Kontinuum verstanden werden, bei denen prozesshafte Übergänge in beide Richtungen – Ver- und Entberuflichung sowie De- und Professionalisierung – möglich sind. Zur dichotomen Unterscheidung von Profession und Beruf werden mitunter Zwischenstufen wie *Semi-Profession*, *would-be profession*, *vermittelnde Professionen* oder *bescheidene Professionen* differenziert (Klemmt, 2022). Professionen im Wandel

Das Ansinnen, Berufe als Profession zu erklären oder ihren Stand der Professionalisierung zu ermitteln, führen zu einer mehr oder minder inflationären Verwendung der Begriffe. Untersuchungen zur Professionalisierung stammen oftmals aus den Berufsfeldern selbst, so dass berufsständischen Interessen vermutet werden können. Zwischen dem professionellen Anspruch der Berufsangehörigen und der gesellschaftlichen Realität besteht durchaus ein Spannungsverhältnis. Moderne Organisationsformen von Arbeit und Beruf zeigen Veränderungen bis hin zu Auflösungstendenzen der oben beschriebenen Ansätze (Klemmt, 2022). Es bleibt abzuwarten, in welche Richtung sich die Professionalisierungsdebatte entwickelt und welchen Stellenwert die Berufsangehörigen der Pflege dieser beimessen.

1.2 Pflege als Beruf, Pflege als Wissenschaft oder Pflege als Profession?

Gepflegt wird seit Menschengedenken und stets im Spiegel der jeweiligen gesellschaftlichen Entwicklung sowie dessen Wirkung auf das Gesundheitssystem. Als Beruf wird Pflege seit etwa 200 Jahren ausgeübt. Gegenseitige Hilfe war und ist ein essentielles Merkmal menschlicher Gemeinschaften. In der Rekonstruktion alter Hochkulturen lassen sich der Umgang mit Gesundheit und Krankheit rekonstruieren. Pflege wurde zunächst als primäre Aufgabe der Familie und später als konfessionell geprägter Akt von Nächstenliebe und Barmherzigkeit verstanden. Die Entwicklung von der Pflege als Beruf christlichen Caritas zu angestellten Lohnwärtern, die Entwicklung zum Frauenberuf, die Trennung zwischen Medizin und Pflege und die Entdeckung der bürgerlichen Frau für den Pflegeberuf sind Meilensteine in der Geschichte der Pflege, die den Beruf bis heute prägen und eine tiefe Auseinandersetzung mit Frauen- und Männerbildern und stereotypen Vorstellungen von Pflege fordern (Lademann, 2018a).

Während der 90er Jahre wurde der Personalmangel in der Pflege so akut, dass vermehrt Hilfspersonal eingesetzt wurde. Gleichzeitig entwickelte sich die Pflege von einem Assistenzberuf zu einem eigenständigen Gesundheitsfachberuf weiter. Bis heute etablieren sich immer mehr Spezialisierungs- und Weiterbildungsmöglichkeiten für Pflegekräfte. Die Corona-Pandemie, die 2020 Deutschland erreichte, stellt die Berufsgruppe vor neue Herausforderungen und verdeutlicht der Gesellschaft die Relevanz des Pflegesektors.

Pflegeberufegesetz

1957 wurde ein bundeseinheitliches Krankenpflegegesetz mit Ausbildungs- und Prüfungsverordnung erlassen und seitdem mehrfach reformiert. Das im Januar 2020 in Kraft getretene Pflegeberufereformgesetz bildet heute die aktuelle gesetzliche Grundlage. Die Berufsbezeichnung lautet Pflegefachmann oder Pflegefachfrau (bzw. seit Dezember 2023 Pflegefachperson auf Antrag). Der theoretische und praktische Unterricht beziehungsweise die Lehrveranstaltungen werden gemäß § 6 Abs. 2 PflBG an staatlichen, staatlich genehmigten und an staatlich anerkannten Pflegeschulen oder gemäß § 38 Abs. 1 PflBG staatlichen oder staatlich anerkannten Hochschulen durchgeführt. Das Pflegeberufegesetz beinhaltet in § 5 Abs. 3 das Ausbildungsziel,

»interdisziplinär mit anderen Berufsgruppen fachlich zu kommunizieren und effektiv zusammenzuarbeiten und dabei individuelle, multidisziplinäre und berufsübergreifende Lösungen bei Krankheitsbefunden und Pflegebedürftigkeit zu entwickeln sowie teamorientiert umzusetzen«.

Entwicklung der Pflegewissenschaft

Bartholomeyczik ordnet die Entwicklung der Pflegewissenschaft in Deutschland in vier Phasen ein (Bartholomeyczik, 2017). Vor der meist als Beginn der Pflegewissenschaft beschriebenen Zeit zeigte sich eine Vorphase, die verpasste Gelegenheiten und verschiedene Versuche der Akademisierung nach dem Zweiten Weltkrieg bis in die 1980er Jahre hinein enthält. Die Initiative erfolgte zumeist von außen. Erste Ansätze theoretischer Fundierung von Pflege durch die Medizin sind hier ebenso zuzuordnen wie erste Akademisierungsbemühungen im Kontext der Frauenbewegung vor dem Ersten Weltkrieg. Henriette Goldschnitt gründete 1911 ein sozialpädagogisches Frauenseminar und entwickelte gemeinsam mit Agnes Karll einen Studienplan zur Ausbildung von Krankenpflegerinnen zu Oberschwestern und Oberinnen und für soziale Arbeit an der Frauen-Hochschule in Leipzig. Die Hochschule schloss im Zuge der Inflation nach dem Ersten Weltkrieg. Nach der Zeit des Nationalsozialismus versuchten die Besatzungsmächte, die Pflege in Deutschland neu auszurichten. Der Versuch der Rockefeller Foundation, 1946 in Heidelberg ein College of Nursing einzurichten, scheiterte. Das College wurde in eine schulische Gesundheitsakademie überführt. 1963 wurden in der DDR wurden erste Studiengänge für Medizinpädagogik und Diplomkrankenpflege eingeführt. Zudem verfügte die DDR über eine Pflegeausbildung, die auch international sehr angesehen war. Engpässe bei Medikamenten und medizinischer Ausrüstung in einem stark unterfinanzierten Gesundheitssystem führten allerdings immer wieder zu Schwierigkeiten bei der Behandlung von Patientinnen und Patienten. Das Konzept von Antje Grauhan für einen Kurzstudiengang zum »Diplommediziner Pflege« im Jahr 1973 erhielt im Bundesgesundheitsrat (dem damaligen Gremium zur Beratung der Bundesregierung in Gesundheitsfragen) keine Zustimmung. Fehlende Finanzierung führte zum Abbruch eines Studiengangs für Lehrende im Gesundheitswesen an der FU Berlin nach nur einem Durchgang (Barth, 2021; Bartholomeyczik, 2017).

Phase Eins weist die Aktivitäten einzelner Pionierinnen und Pioniere in den 1980er bis Anfang der 1990er Jahre aus. Meist unter dem Dach des Deutschen Berufsverbandes für Pflegeberufe (DBfK) fand erste Pflegeforschung wie die Studie »Die Nacht im Krankenhaus aus der Sicht der Pflegenden« statt. Als erste bundesdeutsche Professorin wurde Ruth Schröck 1987 mit der Denomination Krankenpflege und Sozialwissenschaften an die Fachhochschule Osnabrück berufen.1991 wurde hier auch der erste reguläre (westdeutsche) Studiengang zum Pflegemanagement eingerichtet. 1988 gründete sich die Zeitschrift Pflege im Schweizer Huber Verlag – diese erscheint heute bei Hogrefe. 1992 veröffentlichte die Robert Bosch Stiftung die wegweisende Denkschrift »Pflege braucht Eliten«. 1998 leitete Monika Krohwinkel das erste große und öffentlich geförderte Forschungsprojekt zur Pflege von Menschen nach einem Schlaganfall im Krankenhaus. Diese Einzelaktivitäten hatten deshalb so eine hohe Relevanz, weil sie trotz mangelnder institutioneller Anbindung an wissenschaftliche Strukturen und gegen Widerstände unterschiedlicher Art – auch aus den eigenen Berufsverbänden, die eine Vertheoretisierung des Berufs befürchteten – die Pflegewissenschaft sichtbar werden ließen.

In den 1990er Jahren wurden akademische Strukturen aufgebaut, Inhalte präzisiert, sich selbst vergewissert und Themen formuliert. Pflegewissenschaftlerinnen und -wissenschaftler leisteten Überzeugungsarbeit nach innen in Beruf und Praxis hinein, wirkten gleichzeitig aber auch nach außen in die Wissenschaftsbereiche hinein. Zentrale Fragen waren in dieser Zeit: Was genau ist der eigene pflegerische Versorgungsauftrag, der sich von anderen Bereichen im Gesundheitswesen unterscheidet? Lässt sich die Komplexität der Pflege empirisch untersuchen und wenn ja, was unterscheidet Pflegeforschung von anderer Forschung? Gibt es eine Wissenschaft der Pflege und wie unterscheidet sie sich von anderen Wissenschaftsbereichen? Die Aktivitäten blieben in dieser Phase Zwei allerdings noch unübersichtlich und heterogen. Die Diskussionen zu den obigen Fragen dauern bis heute an. Phase Drei seit dem Jahr 2000 wird von Bartholomeyczik als Konsolidierungsphase bezeichnet, die bis heute fortbesteht. Pflegeforschung entwickelte sich mit Drittmittelfinanzierung über die Reduktion auf Abschlussarbeiten hinaus. Wissenschaftliche Diskurse zu Methodologien und Methoden wurden publiziert und Strategien der Pflegeforschung entwickelt (Bartholomeyczik, 2017).

Wie weit sind die Professionalisierungsbestrebungen in der beruflichen Pflege gediehen? Die in ▶ Kap. 1.1 und ▶ Tab. 1 dargestellten Merkmale lassen sich folgendermaßen konkretisieren.

Exklusives Wissen

Professionsangehörige erwerben wissenschaftlich fundiertes Sonderwissen in einer lang andauernden spezialisierten, akademischen Ausbildung und zertifizierten Weiterbildung. Das Sonderwissen ist in Form von Bildungstiteln institutionalisiert. Die Berufszulassung als Pflegefachfrau/Pflegefachmann mit hier eingeordnetem *exklusivem Wissen* kann auf zwei Arten erworben werden: zum einen über eine Berufsausbildung, zum anderen über ein primärqualifizierendes Studium. Anfang 2020 trat das Pflegeberufereformgesetz in Kraft. Mit dieser letzten großen Reform des Berufsgesetzes wurden bis dato getrennte Berufsausbildungen der Gesundheits- und Krankenpflege, der Gesundheits- und Kinderkrankenpflege und der Altenpflege in einem neuen Pflegeberuf zusammengeführt (BMG, 2022).

Seit rund 40 Jahren ist es möglich, in Deutschland Pflege zu studieren. Bis heute haben sich an 66 Hochschulen, Fernhochschulen und Universitäten 112 Bachelor- und 32 Masterstudiengänge etabliert. Es existieren zahlreiche – vor allem in den 1990er Jahren entstandene – Studienangebote, die eine abgeschlossene Berufsausbildung voraussetzen (additives Modell) oder parallel zur beruflichen Ausbildung umgesetzt werden (Fleischmann & Brähler, 2022). Zum Wintersemester 2021/2022 standen 1109 primärqualifizierende Studienplätze bundesweit bereit, die nach dem Pflegeberufereformgesetz zur Berufszulassung führen. Nur etwa die Hälfte der Studienplätze waren im Schnitt bei den primärqualifizierenden Angeboten besetzt. 2021 starteten in Deutschland 61.458 Personen eine Berufsausbildung zur Pflegefachfrau beziehungsweise zum Pflegefachmann. Demgegenüber lassen sich 1.091 Erstsemesterstudierende mit diesem Berufsziel verzeichnen. 508 davon studieren in einem primärqualifizierenden Studiengang. Die Akademisierungsquote betrug demnach 1,74 % beziehungsweise 0,82 %, wenn nur Studierende in einem primärqualifizierenden Format gezählt werden. Im Vergleich zu 2020 (1,4 % / 0,78 %) ist dies ein leichter Anstieg der Akademisierungsquote (Meng et al., 2022). Im Sommersemester 2020 waren 12.059 Studierende in den Studienfächern Pflegewissenschaft und Pflegemanagement eingeschrieben. Im Vergleich zu 1,1 Millionen sozialversicherungspflichtig Beschäftigten als Pflegefachpersonen in der Kranken- und Altenpflege erscheint der Anteil der angehenden Akademikerinnen und Akademiker in diesen Studienfächern mit einem Anteil von 1 % sehr gering. Ausgehend von den Empfehlungen des Wissenschaftsrates aus dem Jahr 2023, 20 % der Auszubildenden eines Jahrgangs in den Gesundheitsfachberufen primärqualifizierend für eine patientennahe Tätigkeit auszubilden, stehen 0,34 % bis 2 % – in jüngsten Erhebungen 2,5 % (Wissenschaftsrat, 2023) bis 3 % (Bergjan et al., 2021) – akademisierte Pflegefachpersonen in allen Arbeitsbereichen der Einrichtungen des Gesundheitswesens gegenüber (Deutscher Bundestag, 2019; Heitmann & Reuter, 2019).

Im internationalen Vergleich sind die akademischen Strukturen, insbesondere in patientennahen Bereichen, aber auch in Lehre und Forschung deutlich verzögert, bisweilen wird Deutschland hier als »Entwicklungsland«

bezeichnet (DGP & DPR, 2021). Das Fehlen einer stabilen akademischen Landschaft führt dazu, dass der Ausbildungsstandort Deutschland für zukünftig Studierende aus In- und Ausland mäßig attraktiv ist. Es wird deutlich, dass eine spezialisierte, akademische Ausbildung in der Pflege eine untergeordnete Rolle spielt.

Die Konkretisierung von Aus- und Weiterbildungen unterliegen Bestimmungen und Weiterbildungsordnungen der Bundesländer beziehungsweise der jeweiligen Pflege(berufe)kammer. Weiterbildungsordnungen umfassen den organisatorischen Ablauf, die Zulassung von Weiterbildungsstätten, die Zulassung zu Prüfungen, die Ausstellung der Zeugnisse und Urkunden sowie die Anerkennung von Weiterbildungen, die im Ausland absolviert wurden. Moderne Weiterbildungsordnungen orientieren sich an Kompetenzen statt an Fächern, messen Praxisbezug eine höhere Bedeutung bei und sind modular aufgebaut. Abbildung 1 zeigt die Weiterbildungsbezeichnungen am Beispiel des Bundeslandes Nordrhein-Westfalen (Pflegekammer Nordrhein-Westfalen, 2023).

> **Weiterbildungsbezeichnungen am Beispiel von Nordrhein-Westfalen**
>
> - Fachpflegeperson für Intensivpflege und Anästhesie
> - Fachpflegeperson für pädiatrische Intensivpflege und Anästhesie
> - Fachpflegeperson für psychische Gesundheit
> - Fachpflegeperson für den Operationsdienst
> - Fachkraft für Hygiene und Infektionsprävention

Das Pflegeberufereformgesetz schreibt in § 2 Abs. 2 vor, das angehende Pflegefachpersonen vor der Erteilung der Berufserlaubnis einen Nachweis erbringen müssen, dass sie sich nicht eines Verhaltens schuldig gemacht hat, aus dem sich die Unzuverlässigkeit zur Ausübung des Berufs ergibt. Damit werden im Kontext der Berufszulassung Verhaltensnormen formuliert, die auf den *Berufsethos* abzielen. Ähnliche Formulierungen lassen sich auch bei z. B. Ärztinnen und Ärzten finden.

Berufsethos

Berufsspezifische ethische Werte hat der International Council of Nurses (ICN), der Weltbund der Pflege als internationaler Berufsverband, erstmalig im Jahr 1953 als Ethikkodex formuliert. Dieser wurde seitdem mehrfach und im Oktober 2021 für die aktuelle Version überarbeitet. Die deutsche Übersetzung ist ein Gemeinschaftswerk der Berufsverbände der DACH-Länder: Deutscher Berufsverband für Pflegeberufe (DBfK), Österreichischer Gesundheits- und Krankenpflegeverband (ÖGKV) und vom Schweizer Berufsverband der Pflegefachfrauen und Pflegefachmänner (SBK-ASI). Der Ethikkodex ist grundlegend zu verstehen und

> »dient zusammen mit den Gesetzen, Vorschriften und Berufsstandards der Länder, die die Pflegepraxis regeln, als Basis. (…) Werte und Verpflichtungen gelten für Pflegefachpersonen in allen Arbeitsfeldern, Rollen und Praxisgebieten« (ICN, 2021)

Der Ethikkodex ist für die professionelle Berufsausübung unverzichtbar, gibt Entscheidungshilfen für den Alltag und hat damit eine hohe Bedeutung für die Praxis. Es ist daher notwendig, das von Lernenden bis zur Pflegedirektion alle Pflegefachpersonen die Inhalte kennen (Bienstein & Zegelin, 2022).

Vier grundlegende Verantwortlichkeiten der Pflegefachpersonen werden im Ethikkodex formuliert:

- Gesundheit fördern
- Krankheiten verhüten
- Gesundheit wiederherstellen
- Leiden lindern und ein würdiges Sterben zu unterstützen

Dies geschieht stets unter Achtung der Menschenrechte sowie respektvoll und uneingeschränkt in Bezug auf Vielfaltsmerkmale. Der ICN-Ethikkodex für Pflegefachpersonen bieten einen Rahmen in Bezug auf die Rollen, Pflichten, Verantwortlichkeiten, Verhaltensweisen, das professionelle Urteilsvermögen und die Beziehungen zu Patientinnen und Patienten, anderen Pflegefachpersonen und Angehörigen anderer Berufsgruppen. Pflegefachpersonen zeigen – dem Kodex folgend – professionelle ethische Werte wie Respekt, Gerechtigkeit, Empathie, Verlässlichkeit, Fürsorge, Mitgefühl, Vertrauenswürdigkeit und Integrität. In vier Elementen wird das ethische Verhalten genauer beschrieben: Pflegefachpersonen und Patientinnen sowie andere Menschen mit Pflegebedarf, Pflegefachpersonen und die Praxis, Pflegefachpersonen und ihre Profession sowie Pflegefachpersonen und globale Gesundheit (ICN, 2021).

Ein Ethikkodex als Leitfaden kann nur Bedeutung haben, wenn er im Alltag angewendet wird. Dazu braucht es ein grundlegendes Verständnis, Verinnerlichen und Anwendung. Eine kollegiale Selbstkontrolle besteht derzeit kaum. Ein Eid wird im Rahmen der Berufszulassung nicht regelhaft abgelegt. Die Berufsordnung der Pflegekammer Rheinland-Pfalz enthält derzeit eine »Deklaration der rheinland-pfälzischen Pflegefachpersonen« als feierliches Versprechen in freiwilliger Form (Landespflegekammer Rheinland-Pfalz, 2020).

Selbstverwaltung

Ein weiteres Kennzeichen von Professionen ist die *Selbstverwaltung*. Berufsverbände als »Vereinigungen von natürlichen oder juristischen Personen, die allgemeine aus der Berufsausübung abgeleitete Interessen vertreten« (Voges, 2013) existieren in der Pflege einige. Passend zur Heterogenität des Berufs und der Arbeitsfelder existieren vergleichsweise kleinere Verbände, die mit unterschiedlicher Tradition, Ressourcen und Zielen die Interessen der Pflegefachpersonen, zum Teil auch der Assistenzpersonen/Pflegehilfskräfte vertreten (Schroeder, 2018). Für die Mitgliedsverbände fungiert der Deutsche Pflegerat e. V. (DPR) als Dachverband.

> **Mitgliedsverbände des Deutschen Pflegerats (Stand 17.03.2024)**
>
> - Anbieter Verband qualitätsorientierter Gesundheitspflegeeinrichtungen e. V. (AVG)
> - Arbeitsgemeinschaft christlicher Schwesternverbände und Pflegeorganisationen in Deutschland e. V. (ADS)
> - Berufsverband Kinderkrankenpflege Deutschland e. V. (BeKD)
> - Bundesfachvereinigung Leitender Krankenpflegepersonen der Psychiatrie e. V. (BFLK)
> - Bundesverband Geriatrie e. V. (BV Geriatrie)
> - Bundesverband Lehrende Gesundheits- und Sozialberufe e. V. (BLGS)
> - Bundesverband Pflegemanagement e. V.
> - Deutscher Berufsverband für Pflegeberufe e. V. (DBfK)
> - Deutsche Gesellschaft für Endoskopiefachberufe e. V. (DEGEA)
> - Deutsche Gesellschaft für Fachkrankenpflege und Funktionsdienste e. V. (DGF)
> - Deutsche Gesellschaft für Pflegewissenschaft e. V. (DGP)
> - Deutscher Hebammen Verband e. V. (DHV)
> - Deutscher Pflegeverband e. V. (DPV)
> - Initiative Chronische Wunden e. V. (ICW)
> - Katholischer Pflegeverband e. V.
> - Verband für anthroposophische Pflege e. V. (vfap)
> - Verband der Pflegedirektorinnen und Pflegedirektoren der Universitätskliniken und Medizinischen Hochschulen Deutschlands e. V. (VPU)
> - Verband der Schwesternschaften vom DRK e. V. (VdS)

Die Berufsverbände unterliegen allerdings nicht der Selbstverwaltung. Das Prinzip der Selbstverwaltung im Gesundheitswesen in Deutschland umfasst gesetzliche Rahmenbedingungen und Aufgaben. Der Staat überträgt Aufgaben an Organisationen, die in eigener Verantwortung als Körperschaft des öffentlichen Rechts diese Aufgaben für die gesundheitliche Versorgung der Bevölkerung übernehmen. Im Kontext der Professionalisierung spielen Pflegekammern als eben diese Selbstverwaltungsorgane eine wichtige Rolle. In der Regelungskompetenz der Bundesländer sind Pflegekammern für Aspekte der Berufsausübung zuständig. Dies umfasst die Definition von Berufsordnungen und -pflichten, die gekoppelt sind an die Erlaubnis, die Berufsbezeichnung zu tragen. Zu den Berufspflichten zählen eine gewissenhafte Berufsausübung, Schweige- und Dokumentationspflicht, Qualitätsentwicklung und -sicherung sowie besondere Berufspflichten, wie zum Beispiel zur Fort- und Weiterbildung. Der Berufsaufsicht fällt die Einhaltung der Berufsregeln im Sinne der Berufsordnungen zu, hiermit ist auch eine Gerichtsbarkeit verknüpft. Ebenso geht mit der Berufsaufsicht die Registrierung der Pflegefachpersonen in einem Berufsregister einher. Eine Pflegekammer hat zudem die Aufgabe, das Berufsverständnis weiterzuentwickeln und damit einhergehend die Fort- und Weiterbildung entsprechend zu gestalten. Eine Pflegekammer vertritt die Interessen der Berufsgruppe. Regelungsbefugnis über Vorbehaltstätigkeiten hat eine Pflegekammer nicht inne. Der Gesetzgeber bestimmt, welche Aufgaben Pflegekammern übernehmen dürfen. Kammerbefürworter argumentieren, dass die Einbindung der Berufsgruppe in die Aufsicht und Weiterentwicklung des Berufs die Qualität pflegerischer Versorgung verbessere. Die Professionalisierung werde beschleunigt, Aufgaben und Verantwortung ausgeweitet und das Ansehen des Berufs erhöht. Kammergegner lehnen die Übertragung von aus ihrer Sicht gesamtgesellschaftlichen Aufgaben an die Berufsgruppe ab – Standards und Bildungsinhalte seien besser bei der Justiz beziehungsweise in staatlichen Händen aufgehoben (Schwinger, 2019). Bislang sind Pflegekammern in wenigen Bundesländern wie Rheinland-Pfalz und Nordrhein-Westfalen umgesetzt, Baden-Württemberg befindet sich im Errichtungsprozess. In Niedersachsen und in Schleswig-Holstein wurden bestehende Pflegekammern wieder abgewickelt. Ob die Pflegekammern die in sie gesetzten Hoffnungen erfüllen können, lässt sich erst nach Evaluation ihrer Wirkung in mehreren Jahren sagen.

Gemeinnützige Funktion

Der Tätigkeitsbereich von Professionsangehörigen besteht aus *gemeinnützigen Funktionen*. Sie setzen ihr Wissen uneigennützig für das Allgemeinwohl ein. Die Wahrung von Gesundheit ist neben Gerechtigkeit oder Religiosität ein zentraler gesellschaftlicher Wert. In den Anfängen des Pflegeberufs waren christliche Werte und eine dienende Haltung der Frau ausreichend für eine pflegerische Tätigkeit. Die Verberuflichung zu einem ärztlichen Hilfsberuf erschwert bis heute die Bemühungen zur Professionalisierung (Fleischmann, 2009). Primärer Zweck von beruflicher Pflege ist es, die Gesundheit, das Wohlbefinden und die Lebensqualität der Patientinnen und Patienten zu erhalten und zu fördern. Der Beitrag zur Teilhabe am gesellschaftlichen Leben – unabhängig vom Gesundheitszustand – ist der Gemeinwohlorientierung zuzuordnen. Pflegefachpersonen übernehmen Verantwortung für das Leben und die Gesundheit anderer.

Fach- und Sachautonomie

Professionen besitzen eine berufliche *Fach- und Sachautonomie*. Der Zugang zum Beruf und die Ausübung beruhen auf Selbstkontrolle und Selbstverwaltung statt Fremdkontrolle durch Laien oder den Staat. Professionen haben zudem ein *Funktions-, Angebot- und Handlungskompetenzmonopol*: nur die Professionsangehörigen dürfen bestimmte Leistungen anbieten und über deren Ausführung entscheiden. Für diesen Zusammenhang ist die Aufnahme von Vorbehaltsaufgaben in das aktuelle Pflegeberufegesetz als wegweisend zu nennen.

Vorbehaltsaufgaben sind Tätigkeiten, die aufgrund gesetzlicher Vorgaben bestimmten Berufsgruppen (oft auch mit besonderen Zusatzqualifikationen) vorbehalten sind. Diese sind besonders für die freien Berufe wie Medizin, Jura oder Steuerberatung seit langer Zeit üblich. So dürfen nur Ärztinnen und Ärzte den Tod feststellen und die Leichenschau vornehmen (Schäffler, 2021).

Im § 4 des Pflegeberufegesetz sind seit 2020 erstmals gesetzlich festgelegte Aufgaben definiert, die nur von Pflegefachpersonen ausgeführt werden dürfen (PflBG, 2020).

1.2 Pflege als Beruf, Pflege als Wissenschaft oder Pflege als Profession?

Vorbehaltsaufgaben sind:

- die Erhebung und Feststellung des Pflegebedarfs
- die Organisation, Gestaltung und Steuerung des Pflegeprozesses
- die Analyse, Evaluation, Sicherung und Entwicklung der Qualität der Pflege

Die Durchführung pflegerischer Maßnahmen ist keine Vorbehaltsaufgabe (BMFSFJ, 2023). Planung als ein essentieller Bestandteil des Pflegeprozesses ist nicht im Gesetz benannt. Es wird diskutiert, ob Planung als integrierter Bestandteil der Organisationsaufgaben verstanden werden kann, da ohne Planung keine Steuerung des Pflegeprozesses stattfinden kann. In dieser Lesart wäre die Planung den Vorbehaltsaufgaben zuzuordnen. Ebenso wird empfohlen, die Qualitätssicherung zu einem eng abgrenzbaren Bereich mit Bezug auf die zu pflegende Person zu definieren und zur Feststellung der Pflegebedürftigkeit sozialleistungsrechtliche Voraussetzungen zu klären (Büscher et al., 2020).

Vorbehaltsaufgaben zeigen neben dem handlungsbezogenen Aspekt auch die Bedeutung und Macht eines Berufsstands auf. Der beruflichen Pflege wurden Vorbehaltsaufgaben bis zur Gesetzesreform nicht zuerkannt. Der Pflegeprozess konnte prinzipiell sowohl von Laien als auch anderen Berufen wie z. B. Ärztinnen und Ärzten oder Physiotherapeutinnen und -therapeuten durchgeführt werden. Aus Sicht der Berufsverbände war dies die Folge fehlender Wahrnehmung und Wertschätzung. Entsprechend wird die Einführung der Vorbehaltstätigkeiten mit in Kraft treten des Pflegeberufereformgesetzes im Jahr 2020 nicht nur als essentieller Schritt zur Verbesserung der Versorgungsqualität, sondern auch zur Stärkung des Berufsbildes interpretiert (Schäffler, 2021). Die charakteristischen Kernaufgaben der beruflichen Pflege dürfen nur durch zielgerichtet ausgebildete Pflegefachpersonen wahrgenommen werden, die aufgrund von Ausbildung oder Studium über die notwendigen Kompetenzen verfügen (BMFSFJ, 2023). Der Gesetzgeber hat die Einführung der Vorbehaltstätigkeiten mit einem dadurch verbesserten Schutz der zu pflegenden Personen begründet. Praktische Folgen sind der Ausschluss von anderen Berufsgruppen von der Wahrnehmung der formulierten Aufgaben und die implizite gesetzliche Absicherung des Pflegeprozesses als Kernaufgabe der Pflege. Die Vorbehaltsaufgaben dienen dem Gesundheitsschutz und dem Schutz der zu pflegenden Person. Die objektive Pflicht des Staates, diesen Schutz zu gewährleisten, wird im Pflegeberufegesetz umgesetzt (Büscher et al., 2020; Schäffler, 2021).

In den Vorbehaltsaufgaben zeigt sich der Pflegeprozess als berufsspezifische Arbeitsmethode. Berufliches Pflegehandeln folgt damit einer systematischen Struktur und die Pflegesituation wird aktiv gestaltet. Arbeitgeber dürfen Beschäftigten, die keine Pflegefachpersonen sind, Vorbehaltsaufgaben weder übertragen noch deren Durchführung durch diese Personen dulden. Verstöße gegen die Vorbehaltsvorschrift sind mit Geldbuße bewehrt (Büscher et al., 2020).

Die Regelung für die Vorbehaltstätigkeiten gilt sowohl für alle künftigen Pflegefachpersonen nach dem Pflegeberufegesetz als auch für alle Pflegefachpersonen, die ihre Ausbildung nach dem Krankenpflegegesetz und dem Altenpflegegesetz absolvieren oder bereits absolviert haben. Eine Differenzierung zwischen den einzelnen Berufsabschlüssen nach dem Pflegeberufegesetz findet nicht statt (BMFSFJ, 2023). Diese Gleichstellung wirft für die Fachverbände Fragen nach der Praktikabilität und Rechtssicherheit auf. Diskutiert wird hier die Abgrenzung der Berufsbilder Gesundheits- und Kinderkrankenpflege, Gesundheits- und Krankenpflege und Altenpflege in Bezug auf einzelne Vorbehaltstätigkeiten, da sich deren Ausbildungsinhalte und Qualifikationsprofile voneinander unterscheiden (Büscher et al., 2020).

Pflegestudiumstärkungsgesetz 2023

In Übereinstimmung mit den Empfehlungen des Wissenschaftsrates (Wissenschaftsrat, 2023) hat der Deutsche Bundestag im Oktober 2023 das Pflegestudiumstärkungsgesetz verabschiedet. Dieses Gesetz gewährt Studierenden in der Pflege während ihres gesamten primärqualifizierenden Studiums eine angemessene Vergütung und erleichtert die Anerkennungsverfahren für ausländische Pflegefachkräfte. Ab 2025 werden spezifische und verbindliche erweiterte Kompetenzen in die hochschulische Pflegeausbildung integriert. Diese ermöglichen es akademisch ausgebildeten Pflegefachpersonen, eigenständig heilkundliche Tätigkeiten auszuüben. Konkret handelt es sich um erweiterte Kompetenzen in den Bereichen Diabetes mellitus, chronische Wunden und Demenz. Die heilkundlichen Tätigkeiten sollen dann regulär in der Versorgung abgerechnet werden können, ohne auf Modellvorhaben angewiesen zu sein. Der DPR fordert, dass nach dem Pflegestudiumstärkungsgesetz der nächste Schritt mit einem bundesweiten Heilberufegesetz erfolgen sollte. Hier sollten die Rahmenbedingungen für die Ausübung von Heilkunde durch Pflegefachpersonen differenziert werden – wie es auch im Koalitionsvertrag vorgesehen ist (Fabisch, 2023).

Sozialprestige

Professionsangehörige beanspruchen aufgrund ihrer Sachkompetenz und Gemeinwohlorientierung ein hohes *Sozialprestige* und eine besondere wirtschaftliche Entlohnung. Unter Sozialprestige werden der gesellschaftliche Rang, die Wertschätzung und Anerkennung verstanden, die ein Beruf in der Gesellschaft genießt. Sozialprestige ist abhängig von Bildung, Einkommen, Beruf und Rolle in der Gesellschaft. Es spiegelt den sozialen Status wider und wird häufig durch bestimmte Verhaltens- und Kleidungsstandards manifestiert, die mit einer höheren gesellschaftlichen Stellung assoziiert werden. Beeinflussende Faktoren sind die Schwierigkeit und Komplexität der Arbeit, die Ausbildung und Qualifikationen, die für den Beruf erforderlich sind, die körperliche und geistige Belastung einer Arbeit, die Vergütung und die Arbeitsbedingungen sowie die gesellschaftliche Bedeutung und der Beitrag, den der Beruf dazu leistet. Berufe mit hohem Sozialprestige werden in der Regel als anspruchsvoller, wichtiger und gesellschaftlich wertvoller angesehen, während Berufe mit geringerem Sozialprestige als einfacher und weniger anspruchsvoll wahrgenommen werden. Das Sozialprestige von Berufen kann in verschiedenen Ländern und Kulturen unterschiedlich sein und ist im Laufe der Zeit auch Veränderungen unterworfen.

Umfragen zu verschiedenen Berufen zeigen immer wieder, dass Pflegefachpersonen hohes Vertrauen genießen, ähnlich wie Feuerwehrleute. Wird aber nach Kompetenz gefragt, rangieren Piloten oder Chirurgen ganz oben und Pflegefachpersonen auf den hinteren Plätzen. Offenbar wird der Pflegeberuf von der Gesellschaft weniger mit Wissen und Können assoziiert (Zegelin, 2021).

Pflegefachpersonen sind überwiegend stolz auf ihren Beruf. Sie haben ihn gewählt, um eigenverantwortlich zu arbeiten und einen essentiellen Beitrag für die Gesellschaft zu leisten. Sie haben einen unmittelbaren Einfluss auf die Genesung und auf das Wohlergehen der Patientinnen und Patienten. Aus den Angaben zum Wert ihrer Arbeit könnte geschlussfolgert werden, dass Pflegefachpersonen über ein hohes berufliches Selbstbewusstsein verfügen. Dennoch klagen viele über Machtlosigkeit, ungenügenden politischen Einfluss, zu geringe Wertschätzung auf mehreren Ebenen und einen nicht leistungsgerechten Lohn (Henrichs, 2019). Pflegefachpersonen denken, dass die Gesellschaft sie als abhängig von der Ärzteschaft und zurückhaltend in der Durchsetzung eigener Interessen wahrnehme – und Wertschätzung sich eher als Bewunderung für die Tätigkeit beruflicher Pflege zeige und weniger in der akademischen oder pflegewissenschaftlichen Basis. Für ein gutes öffentliches Image ist ein positives Selbstimage eine Voraussetzung. Mit diesem Selbstimage wird auch verknüpft, dass sich mehr Menschen für eine Ausbildung oder Studium im Pflegebereich entscheiden und den Beruf längerfristig ausführen. Pflegefachpersonen sollten sich darüber bewusst sein, dass sich Selbstimage und das Bild in der Gesellschaft gegenseitig beeinflussen. Hier braucht es mehr Strategien, die Entwicklung adäquater Verhaltensweisen und eine Sozialisation bereits während der Ausbildungszeit, die einem stereotypischen Image frühzeitig entgegentritt (Julier-Abgottspon et al., 2023).

1.3 Entwicklung von Interprofessionalität

Ein Blick auf die Literatur sowie die Forschungs- und Implementierungsprojekte, die die Zusammenarbeit von Gesundheits(fach)berufen als Gegenstand haben, zeigt die Heterogenität und geringe Abstimmung verwendeter Begriffe. Für ein gemeinsames Verständnis und Verwendung einer einheitlichen Terminologie wird eine Klärung als wichtig erachtet (Mahler et al., 2014).

Begriffe

Aus der Sicht der Soziologie werden Disziplinen als Einzelwissenschaften beschrieben, die voneinander getrennt unterschiedliche Objekte untersuchen. Die einzelnen Disziplinen haben damit das Ziel, Theorien zu entwickeln, die aus wissenschaftlicher Sicht ein Verstehen der Welt ermöglichen. Disziplinen wie z. B. Medizin, Soziologie oder Psychologie sind institutionelle Einheiten an Hochschulen und Universitäten und verkörpern einen systematischen Wissensfundus, der durch fachspezifische Methoden und Theorien begründet wird.

Interdisziplinäre Zusammenarbeit bedeutet also, dass Personen (oder Forschende) unterschiedlicher wissenschaftlicher Disziplinen zusammenarbeiten. Unter Professionen hingegen werden im allgemeinen Berufsgruppen verstanden, die durch ihre Dienstleistungen zur Stabilität einer Gesellschaft beitragen und die entsprechenden Vorrausetzungen dafür vorhalten (▶ Kap. 1.1). Die *intraprofessionelle* Zusammenarbeit bezieht sich auf die Zusammenarbeit und Interaktion zwischen Personen innerhalb derselben Berufsgruppe oder Disziplin. *Multiprofessionelle* Zusammenarbeit besteht dann, wenn Mitglieder verschiedener Professionen an der Versorgung beteiligt sind und auch ein Informationsaustausch stattfindet, dabei aber Arbeit und Planung nebeneinander stattfinden. Die Berufsgruppen verrichten dabei eher parallele als interaktive Arbeit. Die Koordination der Versorgung wird in Besprechungen gesteuert, Patientinnen und Patienten wenig einbezogen. Es besteht ein Risiko der Fragmentierung oder doppelter Interventionen. Wenn Personen aus einer Berufsgruppe die Rollen und Aufgaben einer anderen Profession übernehmen, wird von *transprofessioneller* Zusammenarbeit gesprochen. Vorausgesetzt wird hierbei, dass die Personen die notwendige Kompetenz besitzen, die Tätigkeiten außerhalb des gewöhnlichen Handlungsfeldes durchzuführen. *Interprofessionelle Kooperation* ist dadurch gekennzeichnet, dass unterschiedliche Berufsgruppen mit ihren jeweiligen Spezialisierungen, beruflichen Selbst- und Fremdbildern, Kompetenzen, Tätigkeiten und unterschiedlichem Status zu einer sich ergänzenden, hochwertigen, personenorientierten Versorgung unmittelbar und eng vernetzt zusammenarbeiten, um komplexe Versorgungsprobleme zu lösen und als Team Leistungen bereitzustellen. Dies beinhaltet gemeinsame Absprachen über Aufgaben und Versorgungsziele. Damit werden die spezifischen Kompetenzen jedes einzelnen Berufes für Patientinnen und Patienten nutzbar gemacht. Die Wirkungen und Hürden von interprofessioneller Zusammenarbeit werden im Kontext des jeweiligen Gesundheitssystemen in vielen Ländern diskutiert. Begriffe und Konzepte werden systematisiert, um auch einer zukünftigen (wissenschaftlichen) Einordnung gerecht werden zu können (Lademann, 2018b; Mahler et al., 2014; Walkenhorst & Hollweg, 2023; Weinmann, 2023).

Integration als Schlüsselelement

Bei allen unterschiedlichen Begrifflichkeiten lassen sich zwei Hauptelemente unterscheiden: zum einen wird interprofessionelle Zusammenarbeit für die Vielzahl der Formen berufsgruppenübergreifender Kooperation benutzt, zum anderen wird es für eine spezifische Arbeitsform verwendet, die durch das Schlüsselelement der Integration im Sinne der Verbindung einer Vielheit zu einer Einheit gekennzeichnet ist (Pfisterer-Heise, 2020). Mahler et al. konstatieren, dass

> »für die Zusammenarbeit verschiedener Professionen in ihrem beruflichen Kontext der Begriff der interprofessionellen Zusammenarbeit zutreffend«

sei und sich hier auch an international verwendete Begrifflichkeiten wie *interprofessional collaboration* für die Zusammenarbeit und *interprofessional education* für die Ausbildung annähert (Mahler et al., 2014).

1.3 Entwicklung von Interprofessionalität

Die WHO definiert interprofessionelle Zusammenarbeit folgendermaßen: *Interprofessionelle Zusammenarbeit*

> »Collaborative practice happens when multiple health workers from different professional backgrounds work together with patients, families, carers and communities to deliver the highest quality of care across settings« (WHO, 2010).

In der deutschen Adaption dieser Definition werden noch weitere Facetten interprofessioneller Zusammenarbeit verdeutlicht:

> »dass Angehörige unterschiedlicher Berufsgruppen mit unterschiedlichsten Spezialisierungen, beruflichen Selbst- und Fremdbildern, Kompetenzbereichen, Tätigkeitsfeldern und unterschiedlichem Status im Sinne einer sich ergänzenden, qualitativ hochwertigen, patientenorientierten Versorgung unmittelbar zusammenarbeiten, damit die spezifischen Kompetenzen jedes einzelnen Berufes für den Patienten optimal nutzbar gemacht werden« (Walkenhorst & Hollweg, 2023).

Franz et al. bringen es präzise auf den Punkt (Franz et al., 2020):

> »Miteinander sprechen und sich verstehen wollen zur Erledigung der zu koordinierenden Aufgaben«.

Als positive Aspekte interprofessioneller Ausbildung und Zusammenarbeit werden verbesserte gesundheitsbezogene Versorgungsergebnisse und Patientensicherheit gesehen z. B. in Form von verminderten Komplikations- und Mortalitätsraten, verringerten Krankenhauseinweisungen und -verweildauern sowie Senkung von Patientenunfällen und geringere Komplikationsraten. Wiedereinweisungen verringern sich, die Entlassungsberatung erhält eine höhere Qualität. Die Patientenzufriedenheit kann sich erhöhen ebenso wie die Akzeptanz der Versorgung. Insbesondere Patientinnen und Patienten mit chronischen Erkrankungen profitieren in Bezug auf ihre Lebensqualität. Ihre Beteiligung im Entscheidungsprozess wird verbessert. Der Zugang zu gesundheitlicher Versorgung wird gestärkt, Gesundheitsdienste besser koordiniert und spezialisierte Angebote besser genutzt. Der Respekt der Professionen untereinander und die Berufszufriedenheit steigen, gleichzeitig vermindern sich stereotype Anschauungen. Es entwickelt sich in Idealfall ein gemeinsames Bewusstsein für eine personenzentrierte Versorgung (Jünger, 2019; Lademann, 2018b; Pfisterer-Heise, 2020). *Wirkung*

Auch wenn Pflegefachpersonen mit anderen Berufsgruppen im Alltag schon lange und eng miteinander arbeiten, bestehen noch eine Reihe an Hürden zur Umsetzung einer teamorientierten interprofessionellen Zusammenarbeit. Dazu gehören eine mangelnde beziehungsweise ineffektive Kommunikation über Versorgungsaspekte und über die jeweiligen Kompetenzbereiche sowie die unterschiedlichen Normen und Werte. Eine unzureichende Eigeninitiative steht einer adäquaten interprofessionellen Zusammenarbeit ebenso im Weg wie eine fehlende Bereitschaft zur Perspektivübernahme. Durch eine geringe interprofessionelle Standardisierung wie institutionalisierte Kommunikationswege und Vereinbarungen entstehen ungleiche Zielsetzungen in der Versorgung. Aufgabenverteilungen und Verantwortung sind oft unklar. Mitunter steht das berufsständische Denken mit dem Fokus auf Abgrenzung, Macht, Konkurrenz über der Patientenorientierung – und auch rechtliche Regelungen führen oftmals zur Dominanz einer Berufsgruppe. *Hürde*

Insbesondere im Pflegeberuf wird eine mangelnde Wertschätzung aus dem Kreis der anderen Gesundheits(fach)berufe beklagt: es fehlt die Augenhöhe. Architektur und Teamorganisationsformen können formelle und informelle Kontakte verhindern. Nicht zuletzt stellt eine mangelnde Qualifizierung sowie eine fehlende Akzeptant von Wissensgrenzen Hürden der interprofessionellen Zusammenarbeit dar (Lademann, 2018b; Prescher et al., 2021).

Kontext Gesundheitssystem

Um die Dynamik der Kontraste zwischen Zustimmung zur interprofessionellen Zusammenarbeit und Anerkennung der Notwendigkeit auf der einen und der begrenzten Implementierung und Selbstverständlichkeit auf der anderen Seite besser verstehen zu können, sind Einblicke in die Gestaltung und Beschaffenheit des Gesundheitssystems in Deutschland hilfreich. Das momentane Gesundheitssystem ist arbeitsteilig angelegt. Leistungen werden von den jeweiligen Berufen und Professionen erbracht. Aus-, Fort- und Weiterbildung und die damit in Verbindung stehenden Regularien sorgen für die Annahme, dass im Alltag selbstverständlich, jederzeit und routiniert Fertigkeiten und Fähigkeiten kombiniert und aneinandergereiht werden können. Die Leistungserbringung basiert also darauf, dass sich die Kompetenzen der Berufe und Professionen ergänzen und in den Versorgungsprozessen ineinandergreifen. Diese stehen sich allerdings nicht gleichwertig gegenüber, sondern begegnen sich in historisch gewachsenen, hierarchisch geprägten Zusammenhängen. In einem ärztlich zentrierten Gesundheitssystem wie in Deutschland wird der Berufsgruppe der Medizin eine strukturelle hervorgehobene Rolle und Machtposition zugesprochen. Deren spezifisches Wissen und die damit einhergehende Verantwortung stellen eine Legitimation für diese Zuschreibung dar. Die daraus resultierende strukturelle Asymmetrie ist für die interprofessionelle Zusammenarbeit folgenreich (Schmitz et al., 2020).

Koordination und Kooperation

Die oben beschriebene Arbeitsteilung erfordert koordinierende Elemente. Für eine hochwertige Pflege, Behandlung und Versorgung ist mindestens das Teilen von Informationen mit der zuvor tätigen oder nachfolgenden Stelle nötig. Koordination ist von Kooperation nochmals abzugrenzen: Kooperation ist ein voraussetzungsvolles, vielschichtiges soziales Phänomen zur Identifikation und Lösung von Problemen im arbeitsteilig-professionellen System. Je komplexer die gesundheitliche Situation der Patientinnen und Patienten ist, desto größer ist der Bedarf an interaktionaler Kooperation statt loser Koordination. Dies zeigt sich insbesondere dann, wenn Erkrankungen über eine einzelne medizinische Disziplin hinausgehen, ein hohes Maß an Spezialisierung und Expertise notwendig ist, psychosoziale Dimension hinzukommen und Behandlungsverläufe hochgradig iterativ sind (Schmitz et al., 2020; WHO, 2010).

Koordination und Kooperation finden zudem in einem regulierten System statt. Handlungen im Gesundheitswesen sind keine einfachen Transfers zwischen ebenbürtigen Vertragspartnern wie der Kauf eines Shampoos in der Drogerie oder das Übernachten in einem Hotel. Das Gesundheitssystem folgt anderen Logiken als andere Branchen und Dienstleistungssektoren. Vergütungen sind in Aushandlungsprozesse von Krankheits- und Behandlungsdefinitionen sowie tariflichen Zuordnungen eingeordnet. Leistungserbringende, Sozialversicherung, Politik und Industrie bringen im Kontext gesellschaftlicher Erwartungen ihre jeweiligen Interessen ein und versuchen diese durchzusetzen. Jede Situation in der konkreten Praxis der Leistungserbringung im Gesundheitswesen ist strukturell und kulturell besetzt – das erschwert nicht nur den Behandlungsalltag, sondern auch die interprofessionelle Kooperation (Schmitz et al., 2020).

Die WHO versteht interprofessionelle Zusammenarbeit in Ausbildung und Berufsalltag als eine (innovative und) essentielle Strategie zur Stärkung der Gesundheitssysteme in der ganzen Welt. Interprofessionelle Ausbildung – verstanden als »mit, von und übereinander lernen, um Kooperationsfähigkeit und Behandlungsqualität zu verbessern« (CAIPE, 2002) – ist dabei ein notwendiger Schritt, um die Gesundheitsfachberufe adäquat auf eine interprofessionelle Zusammenarbeit im Gesundheitswesen vorzubereiten. Hierfür sind Kompetenzen zu erwerben und Erfahrungen in interprofessionellen Teams zu sammeln. Interprofessionelle Zusammenarbeit findet gemäß der WHO dann statt, wenn verschiedene Gesundheitsfachberufe mit ihren unterschiedlichen beruflichen Hintergründen mit Patientinnen und Patienten für eine hohe Versorgungsqualität zusammenarbeiten. Damit werden Gesundheitssysteme gestärkt und Versorgungsergebnisse verbessert. Für eine gute interprofessionelle Zusammenarbeit und Ausbildung braucht es

- die Unterstützung des Managements,
- Identifikation und Unterstützung von Personen in Vorreiterrollen,
- die aktive Entscheidung für einen Kultur- und Haltungswandel,
- den Willen, bestehende Curricula anzupassen und
- eine Gesetzgebung, die die Hürden interprofessioneller Zusammenarbeit beseitigt.

Da sich die Gesundheitssysteme in den Ländern der Welt unterscheiden, braucht es aus Sicht der WHO eine jeweilige Anpassung. (Politische) Entscheiderinnen und Entscheider sind gefragt, die jeweils passenden Strategien auszuwählen. Gute interprofessionelle Zusammenarbeit trägt zur Erreichung der gesundheitsbezogenen internationalen Entwicklungsziele (millennium development goals, MDG) bei (WHO, 2010).

Walkenhorst et al. haben vier Sichtweisen identifiziert, die die interprofessionelle Zusammenarbeit begründen (Walkenhorst & Hollweg, 2023):

Sichtweisen zu Begründung interprofessioneller Zusammenarbeit

- Aus der *Perspektive der Patientinnen und Patienten* ist es das Ziel, zur Verbesserung der Qualität der Versorgung die Schnittstellen zwischen den Berufsgruppen zu verknüpfen. Behandlungsprozesse, die sich nicht systematisch an den Patientenbedürfnissen und -bedarfen orientieren, können Behandlungsergebnisse beinträchtigen und Patientinnen und Patienten verunsichern.
- Aus der *Organisationsperspektive* sind Sicherstellung von Qualität und Kosteneffektivität im wirtschaftlichen Sinne bedeutsam. Teamarbeit, Vermeidung von Doppelbehandlung, verringerte Fehlerquote und kür-

zere Verweildauer in Krankenhäusern sind für die Organisation wirtschaftlich nutzbringende Faktoren. Grundlage von interprofessioneller Zusammenarbeit sind demnach Transformationsprozesse durch eine gezielte Unternehmensentwicklung.
- Aus der *Berufsangehörigenperspektive* stärkt interprofessionelle Zusammenarbeit die Arbeitszufriedenheit und kann im besten Fall die Fluktuation verringern – was wiederum Einfluss auf die Qualität der Versorgungsleistung hat. Interprofessionell aufeinander abgestimmte Arbeitsprozesse mit passenden Teamstrukturen sowie der Entkopplung funktionaler und hierarchischer Befugnisse. Eine verbesserte Kommunikation zwischen den Berufsgruppen trägt zur Vermeidung von Behandlungsfehlern bei.
- Die *Veränderung der Arbeitswelt* mit der Nutzung neuer Technologien und digitalen Prozessen verändert die Komplexität und Vernetzung im Berufsalltag. Dadurch entstehende neue Arbeitsteilung und konstruktive Strukturen brauchen ebenso eine interprofessionelle Kooperation und diesbezügliche Qualifikationen.

Formen interprofessioneller Zusammenarbeit

Interprofessionelle Teamarbeit benötigt eine gemeinsame Identität, eine gegenseitige Abhängigkeit der Teammitglieder, klare Rollenverteilungen, Integration und eine geteilte Verantwortung. Der Erfolg von interprofessioneller Teamarbeit wird durch die unterschiedlichen Fachkompetenzen und die Teamfähigkeit der einzelnen Mitglieder. Das Team wird hier von Partnerschaftlichkeit, Vertrauen, Wertschätzung und Akzeptanz getragen.

Interprofessionelles Arbeiten zeigt sich im Vergleich zur interprofessionellen Teamarbeit in abgeschwächter Form. Die gemeinsame Identität und die Integration der Mitglieder sind weniger ausgeprägt, dennoch besteht die gemeinsame Verantwortung, die Abhängigkeit, eine klare Rollenzuordnung und Zielsetzung. Der Prozess der Interaktion formt hier die Arbeit.

Interprofessionelle Koordination beinhaltet weniger Interaktion, Kommunikation und Abhängigkeit der Teammitglieder. Diese Form ist für weniger komplexe, weniger dringliche und eher plan- und vorhersehbare Versorgungssituationen geeignet. Es geht mehr darum, die Versorgungsaufgaben zu koordinieren.

In *interprofessionellen Netzwerken* sind gemeinsame Identität, transparente Rollenverteilung, gegenseitige Abhängigkeit, Integration und geteilte Verantwortung weniger bedeutsam. In interprofessionellen Netzwerken kann eine Koordination von Aufgaben auch digital via Mail, auf Plattformen oder in Videokonferenzen ablaufen (Walkenhorst & Hollweg, 2023).

1.4 Fazit

Zusammenfassend lässt sich konstatieren, dass der Begriff Profi im Allgemeinen eine Person beschreibt, die sich besonders gut in einem Bereich auskennt, ihn beherrscht und über viel Erfahrung verfügt. Im beruflichen Kontext werden häufig berufliche Fähigkeiten und Kompetenzen damit in Verbindung gebracht. Dieses Kapitel führt zu einer Diskussion über die Bedeutung von Professionalität im Kontext beruflicher Pflege und setzt sich mit Begriffen wie Arbeit, Beruf und Profession auseinander. Professionalisierung geht mit einer spezifischen Verbindung von handlungswissenschaftlichem Wissen, Theorie und Praxis einher. Der professionelle Pflegebereich ist Arbeit am Menschen in Bezug auf grundlegende menschliche Bedürfnisse und Krisen. Für die berufliche Pflege ist Professionalisierung ein vieldiskutiertes Thema. Oftmals wird eine Einordnung als Semi-Profession vorgenommen. Dies begründet sich mit der starken Einbindung in bürokratische Organisationsformen und eine damit einhergehende geringe berufliche Handlungsautonomie. Zudem fehlt es an einer monopolisierten Deutungs- und Tätigkeitsmachtstellung. Akademisierungs- und Verwissenschaftlichungsprozesse schreiten voran. Eine vollständig vollzogene Professionalisierung kann jedoch nicht konstatiert werden (Fleischmann, 2009; Klemmt, 2022).

Gesundheits(fach)berufe durchlaufen einen Wandel von Heilhilfsberufen hin zu Professionen der langfristig nicht nur zu einem gesteigerten Ansehen, sondern auch zu einem erhöhten Einfluss und einer gesteigerten Selbstbestimmung in diesem Berufsfeld führt. Dieser Wandel trägt dazu bei, innovative Konzepte und forschungsgestützte Lösungen in die Praxis zu integrieren. Diese Dynamik könnte sogar eine Metaebene erreichen, in der die beruflich Pflege sich von ihrer bisherigen Unterordnung unter die Profession Medizin emanzipiert und eine eigenständige Position als gleichberechtigte Profession innerhalb des Gefüges des Gesundheitswesens etabliert. Der Prozess der Emanzipation und des Aufstiegs zu einer Profession auf Augenhöhe ist dabei nicht nur als ambivalenter Wendepunkt zu betrachten, sondern vielmehr als Metamorphose, die durch vertiefte berufliche Qualifikationen, evidenzbasierte Praktiken und einen umfassenden Paradigmenwechsel in der Wahrnehmung und Bewertung der Pflegeprofession begünstigt wird. Das angestrebte höhere Ansehen resultiert dabei nicht allein aus einer veränderten Hierarchie innerhalb des Gesundheitswesens, sondern vielmehr aus der Anerkennung der beruflichen Pflege als eigenständige Disziplin mit spezifischen Fähigkeiten, Verantwortlichkeiten und einem unverzichtbaren Beitrag zur Patientenversorgung – und nicht zuletzt den Einfluss auf gesundheitspolitische Entscheidungsprozesse zu intensivieren. In dieser Perspektive könnte die Pflege schließlich nicht nur als dienstleistende Säule des Gesundheitswesens fungieren, sondern als integraler Bestandteil einer interdisziplinären Partnerschaft, in der Medizin, Pflege und weitere Gesundheitsberufe kooperativ und synergistisch agieren. Dieser Transformationsprozess impliziert somit nicht nur eine vertikale Integration der Pflege in das Gesundheitswesen, sondern vielmehr eine horizontale Integration, in der verschiedene Professionen ihre jeweiligen Stärken bündeln, um gemeinsam eine optimale Patientenversorgung zu gewährleisten.

Lernaufgaben

1. Was unterscheidet Arbeit von Beruf und Beruf von Profession?
2. Fassen Sie der Geschichte der Pflegewissenschaft mit bis heute bedeutsamen Kernelementen zusammen.
3. Drei Professionsansätze stehen sich gegenüber: der machttheoretische, der strukturtheoretische und der merkmalstheoretische Ansatz. Was kennzeichnet die jeweiligen Ansätze?
4. Recherchieren Sie den aktuellen Stand der Pflegekammer in den 16 deutschen Bundesländern.
5. Was sind die Unterschiede zwischen interdisziplinärer, intraprofessioneller, multiprofessioneller, transprofessioneller und interprofessioneller Zusammenarbeit?
6. Welche Voraussetzungen braucht es gemäß WHO für eine gute interprofessionelle Zusammenarbeit und Ausbildung?

Reflexionsaufgaben

1. Welche professionellen Werte sind Ihnen im beruflichen Kontext wichtig?
2. Welche Strategien können aus Ihrer Sicht das Bild der Pflege in der Öffentlichkeit positiv beeinflussen?
3. Wie sind Ihre Erfahrungen in der Zusammenarbeit mit Ärztinnen und Ärzte und Vertretern anderer Berufsgruppen in Ihrem Setting? Welche Formen des Miteinanders erleben Sie in Ihrem Berufsalltag?
4. Wie stellen Sie sich eine ideale Zusammenarbeit mit Ärztinnen und Ärzte und Vertretern anderer Berufsgruppen vor? Welche Faktoren würden dabei zu einer gelungenen interprofessionellen Zusammenarbeit beitragen?

Zum Weiterlesen

Bergjan, M., Tannen, A., Mai, T. et al. (2021). Einbindung von Pflegefachpersonen mit Hochschulabschlüssen an deutschen Universitätskliniken: ein Follow-up-Survey [Integrating academic nurses in German university hospitals: a follow-up survey]. Zeitschrift für Evidenz, Fortbildung und Qualität im Gesundheitswesen, 163, 47–56. https://doi.org/10.1016/j.zefq.2021.04.001

Helsper, W. (2021). Professionalität und Professionalisierung pädagogischen Handelns: Eine Einführung. utb GmbH. https://doi.org/10.36198/9783838554600

ICN (2021). Der ICN-Ethikkodex für Pflegefachpersonen: Überarbeitet 2021. Deutsche Übersetzung. https://www.dbfk.de/de/dbfk/Ethikkodex.php (abgerufen am 16.03.2024).

Julier-Abgottspon, E., Brunner-Pfaffen, S. & Eissler, C. (2023). Selbstimage und öffentliches Image des Pflegeberufs: eine quantitative und qualitative Querschnittsstudie. Prävention und Gesundheitsförderung, 18(1), 138–144. https://doi.org/10.1007/s11553-021-00930-0

2 Gesundheits(fach)berufe

Für die berufliche Pflege als eigenen Beruf sind die Ausbildungsziele, die Aufgaben im Alltag, die Größe der Berufsgruppe und der Stand der berufspolitischen Vertretung meist gut bekannt. Doch wie sieht es für die anderen Gesundheits(fach)berufe aus? Wie ist deren Rolle im Gesundheitswesen, welche Bildungswege durchlaufen sie und wie ist ihr Professionalisierungsgrad zu betrachten?

Ziel dieses zweiten Kapitels ist es, einen Überblick über ausgewählte Gesundheits(fach)berufe als relevante Akteure der Gesundheitsversorgung zu geben. Für die Hebammenkunde, die Physiotherapie, die Ergotherapie, die Logopädie, die Pharmazie, die medizinischen Fachangestellten und die Medizin werden die Aufgaben des Berufs, die Zahl der Berufsangehörigen und der Frauenanteil, die zugrundeliegenden Berufsgesetze mit praktischen Anteilen, die Bildungswege und Professionalisierungsbestrebungen dargelegt.

Praxisbeispiel

Die angehende Pflegefachfrau Emily Darmann hat einen Praxiseinsatz auf der Entbindungsstation. Am gleichen Tag beginnt auch die Hebammenstudentin Marie Röttinger ihren Praxiseinsatz dort und die beiden verbringen die Frühstückspause gemeinsam. Marie Röttinger fragt Emily Darmann, wieviel Stunden sie hier absolvieren wird und welche Praxisaufgaben sie für den Einsatz mitbringt. Sie bringen sich gegenseitig ihre Lehrbücher mit und staunen über die Unterschiede, aber auch Gemeinsamkeiten in den beiden Berufen. Marie Röttinger wird deutlich fokussierter ausgebildet und wird somit eine Spezialistin auf dem Gebiet der Geburtshilfe und Schwangerschaft. Emily Darmanns Curriculum ist viel breiter und entlang der gesamten Lebensspanne angelegt. Beide stellen fest, dass Kommunikation und Beratung einen großen Anteil in beiden Berufen haben – und auch das richtige Reagieren in Notfallsituationen.

2.1 Hebammenkunde

Was machen Hebammen?

Seit Jahrtausenden unterstützen Hebammen Frauen vor, während und nach der Geburt eines Kindes. Die Entstehung der Hebammentätigkeit wird in die Jungsteinzeit eingeordnet (Barth, 2021). Hebammentätigkeit verbessert die Gesundheit und das Wohlbefinden von Mutter und Kind. Schwangerschaft, Geburt, Wochenbett und Stillen sind aus Sicht der Hebammenkunde vitale, primär physiologische und soziale Lebensprozesse. Sie positiv zu erleben ist von essentieller subjektiver Bedeutung für Eltern und Kinder. Es bedarf daher einer aufmerksamen, umfassenden und gesundheitsfördernden Begleitung. Grundlage der Tätigkeit der Hebammen ist der Betreuungsbogen. Dieser nimmt die Lebensphasen von der Familienplanung über Schwangerschaft, Geburt, Wochenbett, Stillzeit bis ans Ende des ersten Lebensjahres des Kindes in den Blick (Geppert-Orthofer, 2021).

In Deutschland beträgt die Zahl der Hebammen etwa 26.000. 11.697 sind in Krankenhäusern angestellt oder als Belegkräfte tätig, der größere Teil mit 14.503 Hebammen ist freiberuflich tätig. Der Männeranteil beträgt 0,9 % (Destatis, 2023; DHV, 2022).

Berufsgesetz

Der Hebammenberuf umfasst gemäß § 1 des Hebammengesetzes (HebG) die selbständige und umfassende Beratung, Betreuung und Beobachtung von Frauen während der Schwangerschaft, bei der Geburt, während des Wochenbetts und während der Stillzeit, die selbständige Leitung von physiologischen Geburten sowie die Untersuchung, Pflege und Überwachung von Neugeborenen und Säuglingen.

Die Geburtshilfe ist dabei im § 4 Abs. 2 als Vorbehaltsaufgabe definiert. Geburtshilfe umfasst

- die Überwachung des Geburtsvorgangs von Beginn der Wehen an
- die Hilfe bei der Geburt
- und die Überwachung des Wochenbettverlaufs.

In Notfällen können auch andere Berufsgruppen hier tätig werden. Durch die Vorbehaltstätigkeiten verfügen Hebammen über einen gesetzlich definierten Zuständigkeitsbereich, in dem sie eigenständig und ohne Verordnung und innerhalb des gesetzlichen Krankenversicherungssystems tätig werden können (Klotz, 2019).

Zum 01. Januar 2020 ist das aktuelle Hebammengesetz in Kraft getreten. In einem dualen, praxisintegrierenden Studium werden fachliche, personale und berufspraktische Kompetenzen vermittelt. 2.200 Stunden Praxis werden in einer Klinik und bei einer freiberuflichen Hebamme absolviert. In 2.200 Stunden werden Theorie für die selbständige und umfassende Hebammentätigkeit im stationären wie im ambulanten Bereich auf wissenschaftlicher Grundlage und nach wissenschaftlicher Methodik vermittelt (Geppert-Orthofer, 2021).

Frauen haben während Schwangerschaft und Mutterschaft gemäß SGB V § 24 einen Anspruch auf Hebammenhilfe. Dafür ist in der Regel keine ärztliche Überweisung notwendig. Hebammenhilfe wird für alle gesetzlich versicherten Frauen von der Krankenkasse regulär vergütet.

In der Schwangerschaft ist die Grundlage der Hebammentätigkeit die primäre und sekundäre Prävention. Eine Hebamme unterstützt und fördert physiologische Vorgänge, bereitet auf die Geburt und die Mutterschaft vor, fördert die Gesundheit der Frauen und die Bindung von Mutter und Kind. Die Stärkung der Selbstwirksamkeit und die Gesundheitsförderung stehen dabei im Mittelpunkt. Vorsorgeuntersuchungen in der Schwangerschaft, Geburtsvorbereitung in Kursen und die Linderung von Schwangerschaftsbeschwerden sind Teil dieses Tätigkeitsfeldes. Zudem sind Hebammen in die Betreuung von Schwangeren im Krankenhaus involviert. Sie begleiten Eltern bei der Pränataldiagnostik, bei (induzierten) Aborten, (drohenden) Frühgeburten und Fetoziden.

98 % der Kinder kommen in einem Krankenhaus zur Welt. Hebammengeleitete Geburtshilfe findet zu Hause, im Geburtshaus, im Hebammenkreißsaal sowie als Beleggeburt statt. In Deutschland findet mit Ausnahme der letzten beiden genannten Optionen die Geburtshilfe ärztlich geleitet statt, wobei der Anteil und Einfluss von Ärztinnen und Ärzten sich von Klinik zu Klinik unterschiedlich zeigt. In der Wochenbettbetreuung hat Hebammenarbeit das Ziel, die körperlichen Umstellungs- und Rückbildungsprozesse zu beobachten sowie die Erholung, Bindung und Neuorientierung von Mutter, Kind und deren Familien zu fördern. Dazu gehören auch eine sensible, evidenzbasierte Stillberatung sowie angemessene Hilfeleistung und Anleitung beim Stillen. Wochenbettbetreuung findet im Krankenhaus und im häuslichen Umfeld statt. Hebammen sind außerdem im Bereich der Frühen Hilfen zur Unterstützung und Begleitung von Familien mit erhöhtem Betreuungsbedarf tätig (Geppert-Orthofer, 2021).

Für eine qualitativ hochwertige und an individuellen Bedürfnissen von Frauen, Kinder und ihren Familien orientierte Versorgung braucht es unterschiedliche Expertise. Eine selbstverständliche und partnerschaftliche Zusammenarbeit über den gesamten Zeitraum von Schwangerschaft, Geburt, Wochenbett bis zum Ende der Stillzeit stellt eine gute und Betreuung sicher. Dafür braucht es einen niedrigschwelligen Zugang zu Gesundheitsdienstleistungen und Beratungsangeboten sowie ein gutes Schnittstellenmanagement. In der stattfinden digitalen Transformation können mit Lese- und Schreibrechten in der Telematikinfrastruktur strukturelle Hürden minimiert werden. Fragen der Überarbeitung der Mutterschaftsrichtlinien und des (digitalen) Mutterpasses durch den Gemeinsamen Bundesausschuss bieten kooperative Arbeitsfelder (Geppert-Orthofer, 2021).

In der Betrachtung des Hebammenberufs im Kontext der Professionsmerkmale (▶ Kap. 1), zeigen sich die meisten Merkmale erfüllt. Hebammen arbeiten im Bereich der gesundheitlichen Versorgung und Reproduktion der Gesellschaft im Sinne des Gemeinwohls. Berufsständische Normen existieren in Form von Ethikkodizes des Deutschen Hebammen Verbands (DHV). Dieser kann auch im Bezug der Interessenvertretung benannt werden,

Aufgaben der Hebammen

Professionalisierung

wenngleich ein Verband keine Selbstverwaltung darstellt. Das monopolisierte Tätigkeitsfeld kann in Bezug auf die Vorbehaltsaufgaben und Hinzuziehungspflicht konkretisiert werden, zeigt aber auch eine Aufgabenteilung mit der Medizin. Das Bestehen eines wissenschaftlich fundierten Sonderwissens auf der Basis einer akademischen Ausbildung zeigt sich im aktuellen Hebammengesetz. Das Vorhandensein von gesteigerten Einkommenschancen und mehr sozialem Prestige bräuchte eine empirische Überprüfung (Klemmt, 2022).

»Gesundheit rund um die Geburt« ist ein nationales Gesundheitsziel. Als Steuerinstrument der Gesundheitspolitik wird damit diesem Feld eine besondere Bedeutung beigemessen. Alle an der Geburt beteiligten Berufsgruppen sind aufgefordert, ihre Tätigkeit an dieser Zielsetzung auszurichten, vernetzt zu handeln und mit anderen zu interagieren (BMG, 2017).

2.2 Physiotherapie

Was macht Physiotherapie?

Bewegung ist Leben. Bewegungsfähigkeit stellt gesellschaftliche Teilhabe sicher. Physiotherapie leistet ihren Beitrag im Gesundheitswesen in konservativer Therapie, bei körperlichen Funktionsausfällen, zur Förderung von Bewegungsmöglichkeiten und bei neurologischen Problemen. Sie verhindert im bestmöglichen Fall die Chronifizierung von Symptomen. Mit gezielter Physiotherapie kann Primärprävention betrieben oder Sekundärschäden vermieden beziehungsweise gemindert werden. Physiotherapeutinnen und -therapeuten motivieren Menschen in gesundheitlichen Krisen, therapieren, beraten, coachen und bieten Hilfe zur Selbsthilfe. Der Therapieprozess wird professionell gestaltet: einem physiotherapeutischen Befund folgt ein hypothesengeleitetes Vorgehen im Sinne einer klinischen Beweisführung (clinical reasoning), der Erstellung eines Therapieplans und der Evaluation. Physiotherapeutinnen und -therapeuten nutzen passive und aktive Interventionen z. B. zur Schmerzlinderung, Förderung von Durchblutung und Stoffwechsel, Erhalt und Verbesserung von Beweglichkeit, Koordination, Ausdauer und Kraft sowie zur Unterstützung von Alltagsverrichtungen (Höppner, 2021). Physiotherapeutinnen und -therapeuten sind in der Lage, Hilfen zur Entwicklung, zum Erhalt oder zur Wiederherstellung von Funktionen sowohl im somatischen als auch im psychischen Bereich zu geben. Maßnahmen der physikalischen Therapie wie zum Beispiel Massagen, Elektrotherapie, Kälte- oder Wärmebehandlungen ergänzen die aktive Therapie (Physio-Deutschland, 2023).

In Deutschland ist Physiotherapie an eine ärztliche Verordnung gebunden und sozialrechtlich abgesichert (SGB V, aber auch Leistungen der Unfall- und Rentenversicherung). Die Verordnung definiert unter Bezug auf die Indikation die Anzahl der Therapieeinheiten gemäß Heilmittelkatalog und Heilmittelrichtlinie (Höppner, 2021). Rund 37 Millionen physiotherapeutische Leistungen mit insgesamt 257 Millionen Behandlungssitzungen wurden 2021 für GKV-Versicherte abgerechnet. Eine durchschnittliche physiotherapeutische Leistung kostete 180,09 € (ohne Zusatzleistungen). Die häufigste Diagnose war mit einem Anteil von 17,4 % an den Leistungen ICD-M54 »Rückenschmerzen«. Die häufigste physiotherapeutische Maßnahme war Krankengymnastik (KG, normal) mit einem Anteil von 52,5 % an den Leistungen (WIdO, 2023).

In Deutschland beträgt die Zahl der Physiotherapeutinnen und -therapeuten 244. 000 (gbe-bund, 2023). 78 % davon sind in ambulanten physiotherapeutischen Praxen tätig, 12,7 % in Krankenhäusern oder Vorsorge- und Rehabilitationseinrichtungen (Physio-Deutschland, 2022). Der Frauenanteil beträgt 75 %. In der gesetzlichen Krankenversicherung sind Physiotherapeutinnen und -therapeuten mit 70 % die größte Gruppe der Heilmittelerbringenden (Höppner, 2021).

Im Mai 1994 ist das aktuelle Masseur- und Physiotherapeutengesetz in Kraft getreten. Das Absolvieren einer dreijährigen Ausbildung befähigt gemäß des Ausbildungsziels in § 13 dazu, durch Anwenden geeigneter massagetherapeutischer Behandlungsmethoden in den Bereichen der Gesundheitsförderung, Prävention, Kuration, Rehabilitation und Palliativmedizin zur Heilung und Linderung, zur Wiederherstellung oder Verbesserung der Arbeits- und Erwerbsfähigkeit, zu gesundheitsförderndem Verhalten und zum Kurerfolg zu geben. Die vorbehaltenen Tätigkeiten in der Physiotherapie umfassen

Berufsgesetz

- die Erhebung und Feststellung des individuellen Bedarfs,
- die Organisation, Gestaltung, Steuerung, Dokumentation, Reflexion und Evaluation des Therapieprozesses,
- die Anwendung geeigneter Verfahren der Physiotherapie in den Tätigkeitsfeldern der Gesundheitsförderung, Prävention sowie der Kuration, Rehabilitation und Palliativversorgung
- sowie die Analyse, Evaluation, Sicherung und Weiterentwicklung der Qualität der Physiotherapie.

Die Berufsausbildung umfasst 2.900 Stunden theoretischer und fachpraktischer sowie 1.600 Stunden praktischer Ausbildung. Für die Umsetzung sind die Länder zuständig, das allgemeine Berufsbildungsgesetz findet keine Anwendung (Höppner, 2021).

In der Betrachtung der Physiotherapie im Kontext der Professionsmerkmale (▶ Kap. 1), zeigen sich wenige Merkmale erfüllt. Physiotherapeutinnen und -therapeuten arbeiten im Bereich der gesundheitlichen Versorgung im Sinne des Gemeinwohls. Berufsständische Normen existieren in Form von ethischen Prinzipien vom Weltverband für Physiotherapie (World Confederation for Physical Therapy, WCPT). Eine Modellklausel erlaubt die Erprobung von primärqualifizierenden Studiengängen (Höppner, 2021). Physio-Deutschland listet mit Stand Februar 2022 in primärer, ausbildungsintegrierender oder berufsbegleitender Studienstruktur 52 Bachelor- und 22 Masterstudiengänge auf, wobei die Akademisierungsquote mit 6,1 % bis

Professionalisierung

15,9 % angegeben wird (Wissenschaftsrat, 2022). Physiotherapeutinnen und -therapeuten sind in vier größeren Berufsverbänden organisiert, doch das Thema Verkammerung wird derzeit diskutiert (Klotz, 2019). Ein monopolisiertes Tätigkeitsfeld braucht eine Differenzierung anhand der im Berufsgesetz definierten vorbehaltenen Tätigkeiten. Status und Sozialprestige wären zu untersuchen.

Interprofessionelle Therapie wird für eine patienten- und lebensweltlich orientierte und angemessene Versorgung an Bedeutung zunehmen. Für eine kooperative Gesundheitsarbeit braucht es Kompetenzen, die in den momentanen Strukturen der Bildungssilos und Heterogenität von Gesundheitsausbildung wenig zu erkennen sind. Damit verbleiben relevante Integrationspotentiale ungehoben (Höppner, 2021).

2.3 Ergotherapie

Was macht Ergotherapie?

Ergotherapie begleitet und unterstützt Menschen jeden Alters, die von Einschränkungen bedroht oder in ihrer Handlungsfähigkeit eingeschränkt sind. Ziel ist es, die Menschen bei der Durchführung für sie bedeutungsvoller Tätigkeiten in der Selbstversorgung, Produktivität und Freizeit in ihrer Lebenswelt zu stärken (Kasberg & Zamath, 2021). Ergotherapie bezieht sich im Kontext evidenzbasierter Praxis auf eigene Erkenntnisse aus der Occupational Science (Betätigungswissenschaft). Die Person in ihrer Umwelt zu sehen und ihre Handlungsfähigkeit zu stärken hat die inzwischen als veraltet geltende Sichtweise des institutionszentrierten Ansatzes, bei dem kreativ-handwerkliche Tätigkeiten zur subjektiven Entlastung von Patientinnen und Patienten eingesetzt wurden, abgelöst.

In Deutschland ist Ergotherapie an eine ärztliche Verordnung gebunden und durch den Gemeinsamen Bundesausschuss in der Heilmittelrichtlinie und im Heilmittelkatalog geregelt. Die fachlichen Schwerpunkte liegen derzeit in der Neurologie, Pädiatrie, Geriatrie, Orthopädie und Psychiatrie, wobei die Kompetenzen weit über Kuration hinausgehen. Das Aufgabenfeld erstreckt sich von Gesundheitsförderung und Prävention über Arbeit und Rehabilitation bis zur Teilhabe von Menschen mit Behinderungen. Die Berufsgruppe der Ergotherapie besitzt die Kompetenz, die Leistungsfähigkeit sowie die Leistung ihrer Patientinnen und Patienten in ihren institutionellen, sozialen und physischen Lebenswelten mit standardisierten Assessments zu befunden und eine psychosoziale Diagnostik mit kognitiven Leistungstests, Selbst- oder Fremdeinschätzungsverfahren, Interviewleitfäden oder Profilvergleichssystemen durchzuführen. Die große Stärke ist dabei die ganzheitliche Sichtweise. Mit einem personenzentrierten und ressourcenorientierten Ansatz werden für die Patientinnen und Patienten individuelle und passgenaue Lösungen entwickelt. Über barrierefreie und ergonomische Gestaltung sowie Hilfsmittelversorgung wird Teilhabe möglich.

2.3 Ergotherapie

Obwohl Ergotherapeuten seit Jahren gegen das Image der »Basteltanten« kämpfen, dominiert der handwerkliche Aspekt weiterhin das Bild ergotherapeutischer Abteilungen und Praxen. Die aus fachlicher Sicht gerechtfertigten Handlungsfelder in der Gesundheitsförderung und Prävention werden durch das SGB V begrenzt: ohne Zusatzqualifikation können Ergotherapeutinnen und -therapeuten seit dem 30.09.2020 keine Anerkennung als Kursleitung mehr erhalten (Kasberg & Zamath, 2021).

Laut Heilmittelbericht wurden in 2021 3,4 Millionen ergotherapeutischer Leistungen mit insgesamt 28,5 Millionen Behandlungssitzungen für GKV-Versicherte abgerechnet – 6 % mehr als im Vorjahr. Eine durchschnittliche ergotherapeutische Leistung kostete 419,34 € (ohne Zusatzleistungen). Die häufigste Diagnose war mit einem Anteil von 7,2 % der Leistungen die ICD-G81 »Hemiparese und Hemiplegie«. Die häufigste ergotherapeutische Maßnahme war die Einzelbehandlung bei sensomotorischen/perzeptiven Störungen mit einem Anteil von 44,1 % an den Leistungen (WIdO, 2023).

In Deutschland beträgt die Zahl der Ergotherapeutinnen und -therapeuten 62.000. 48 % davon sind in einer der ca. 9400 ambulanten Praxen tätig, 24 % in Krankenhäusern oder Vorsorge- und Rehabilitationseinrichtungen (DVE, 2017). Mit 15 % bildet die Ergotherapie die zweitgrößte Gruppe der Heilmittelerbringenden (Kasberg & Zamath, 2021). Der Frauenanteil beträgt 86 % (Optica, 2021).

Im August 2019 wurde das Ergotherapeutengesetz von 1976 zuletzt geändert, im Jahr 1999 wurde die heute geltende Ausbildungs- und Prüfungsverordnung für Ergotherapeutinnen und Ergotherapeuten (ErgThAPrv) erstellt. Ausbildungsziele sind hier nicht dargelegt. Die Berufsausbildung umfasst 2.700 Stunden theoretischer und fachpraktischer sowie 1.700 Stunden praktischer Ausbildung, für deren Umsetzung die Länder zuständig sind. Die Ausbildung erfolgt an Berufsfachschulen. Eine Modellklausel erlaubt die Erprobung von primärqualifizierenden Studiengängen. Daneben bestehen einige ausbildungsbegleitende, additive oder duale Studiengänge (Kasberg & Zamath, 2021). *Berufsgesetz*

In der Betrachtung der Ergotherapie im Kontext der Professionsmerkmale (▶ Kap. 1), zeigen sich wenige Merkmale erfüllt. Ergotherapeutinnen und -therapeuten arbeiten im Bereich der gesundheitlichen Versorgung im Sinne des Gemeinwohls. Berufsständische Normen in Form von ethischen Prinzipien werden derzeit überarbeitet, da die internationalen Vorbilder der COTEC-Ethik (Council of Occupationale Therapists for the European Countries) sowie die WFOT-Ethik (World Federation of Occupational Therapists) Wandlung erfahren haben (DVE, o. J.). Die Akademisierungsquote wird mit 1,6 % bis 3 % angegeben (Wissenschaftsrat, 2022). Sichtbarster Berufsverband mit 13.000 Mitgliedern ist der Deutsche Verband Ergotherapie e. V. (DVE). Standardisierte Daten zum bestehenden Akademisierungsgrad in der Ergotherapie sind nicht verfügbar. Forderungen nach Vollakademisierung und Blankoverordnung sind vorhanden (Kasberg & Zamath, 2021) und auch das Thema Verkammerung wird diskutiert (Klotz, 2019). Ein monopolisiertes Tätigkeitsfeld braucht eine Differenzierung. Status und Sozialprestige wären zu untersuchen. *Professionalisierung*

2.4 Logopädie

Was macht Logopädie?

Logopädinnen und Logopäden arbeiten mit Menschen aller Altersgruppen, die Beeinträchtigungen in der Kommunikation oder beim Schlucken aufweisen. Das Tätigkeitsspektrum reicht von der Arbeit mit Kindern, die Schwierigkeiten in der Sprachentwicklung haben, über Menschen, die ihre Stimme im Beruf benötigen oder stark beanspruchen, bis hin zu Patientinnen und Patienten, die z. B. nach einem Schlaganfall von Schluck- und Sprachstörungen betroffen sind. Logopädinnen und Logopäden diagnostizieren, planen Maßnahmen, führen diese durch und evaluieren das Behandlungsergebnis. Ziel von Logopädie ist es, die Lebensqualität und soziale Teilhabe von Patientinnen und Patienten mit Beeinträchtigungen der Kommunikation und des Schluckens zu verbessern oder zu erhalten. Auf der Basis von Wissensbeständen aus Linguistik, Medizin, Psychologie und Pädagogik haben Logopädinnen und Logopäden theoretische und praktische Kompetenzen zur logopädischen Diagnostik, Planung, Durchführung und Evaluation eines umfassenden Spektrums an Stimm-, Sprech-, Sprach- und Schluckinterventionen (Hansen, 2021). Logopädinnen und Logopäden können in Krankenhäusern, Fach- und Rehabilitationskliniken, in logopädischen Praxen oder in Einrichtungen für sprachbehinderte, hörbehinderte oder entwicklungsauffällige Kinder tätig sein. Außerdem arbeiten Logopädinnen und Logopäden im Bereich der Frühförderung, in Gesundheitsämtern oder in Sonderschulen für hör- und sprachauffällige Kinder.

In Deutschland ist Logopädie an eine ärztliche Verordnung gebunden, die Frequenz und Dauer inkludiert. Auf der Basis einer medizinischen Diagnose führen Logopäden eine logopädische Diagnostik, wie z. B. eine differenzialdiagnostische Abklärung einer Sprachstörung, Feststellung spezifischer Symptome beim Verstehen, Sprechen, Lesen und Schreiben unter Einsatz von Test- und Screeningverfahren, durch. Daraus wird ein individueller Behandlungsansatz abgeleitet (Hansen, 2021). Essenzieller Baustein der Logopädie ist die Beratung. Grundlage dafür ist das Fachwissen über Physiologie und Pathologie der menschlichen Sprach-, Sprech-, Stimm-, Hör- und Schluckfunktion. Sie klären auf und unterstützen Patientinnen und Patienten sowie Familien dabei, individuelle Lösungen zu entwickeln. Logopädinnen und Logopäden bieten Angebote zur Prävention an, die die Gesundheitskompetenz stärken und Kommunikationsstörungen vorbeugen (DBL, o. J. b).

Rund 3,0 Millionen sprachtherapeutische Leistungen mit insgesamt 17,4 Millionen Behandlungssitzungen wurden 2021 für GKV-Versicherte abgerechnet – 38,1 % mehr als im Vorjahr. Eine durchschnittliche sprachtherapeutische Leistung kostete 326,19 €. Die häufigste Diagnose für eine sprachtherapeutische Behandlung war mit einem Anteil von 59,4 % an den Leistungen ICD-F80 »Umschriebene Entwicklungsstörungen des Sprechens und der Sprache« (WIdO, 2023).

In Deutschland beträgt die Zahl der Logopädinnen und Logopäden 28.000. 80 % sind in der ambulanten Versorgung tätig, überwiegend selbständig oder angestellt in einer logopädischen Praxis. Etwa 10 % arbeiten in Förderschulen und -kindergärten, weitere 10 % in stationären und teilstationären Einrichtungen. Logopädinnen und Logopäden stellen 9 % der Heilmittelerbringenden (Hansen, 2021). Der Frauenanteil beträgt 93 % (Optica, 2021).

Das Gesetz über den Beruf des Logopäden von 1980 zielt auf eine bundeseinheitliche Grundlage für eine dreijährige Ausbildung an Berufsfachschulen ab. Die Berufsausbildung umfasst gemäß § 1 Ausbildungs- und Prüfungsordnung für Logopäden (LogAPrO) 1.740 Stunden theoretischer und fachpraktischer sowie 2.100 Stunden praktischer Ausbildung. Zu den Inhalten der Ausbildung gehören Theorie im medizinischen und sprachpathologischen Bereich (Anatomie, Physiologie, Pathologie, Logopädie, Phoniatrie, Audiologie inkl. Pädaudiologie und Hörgeräteakustik, Hals-Nasen-Ohren-Heilkunde, Aphasiologie, Pädiatrie und Neuropädiatrie, Neurologie und Psychiatrie, Kinder- und Jugendpsychiatrie, Kieferheilkunde) und Theorie im sprach- und sozialwissenschaftlichen Bereich (Psychologie, klinische Psychologie, Pädagogik, Sonderpädagogik, Soziologie, Linguistik, Phonetik, Berufs-, Staats- und Gesetzeskunde). Im praktischen Teil der Ausbildung werden Hospitationen in Logopädie, Phoniatrie und anderen fachbezogenen Bereichen umgesetzt und mit den Angehörigen des therapeutischen Teams auf den Gebieten der Audiologie und Pädaudiologie und der Psychologie zusammengearbeitet. Ergänzt werden die Inhalte durch das Fach Musiktherapie (DBL, o. J. a).

Für die Umsetzung sind die Länder zuständig, das allgemeine Berufsbildungsgesetz findet keine Anwendung. Eine Modellklausel erlaubt auch für diesen Berufszweig die Erprobung von primärqualifizierenden Studiengängen. Seit 2009 sind sieben primärqualifizierende Studiengänge entstanden (Hansen, 2021).

In der Betrachtung des Logopädenberufs im Kontext der Professionsmerkmale (▶ Kap. 1), zeigen sich die meisten Merkmale als nicht erfüllt. Im internationalen Vergleich wird deutlich, dass die Logopädie in Deutschland als wissenschaftliche Fachdisziplin noch am Anfang steht. Versorgungsrelevante Forschung befindet sich im Aufbau, fachwissenschaftliche Standards einer bedarfsgerechten und effektiven Therapie werden in der Versorgungspraxis oftmals nicht umgesetzt. Logopädie ist strukturell nicht in das Bildungssystem in Deutschland integriert (Hansen, 2021). Gemeinwohl ist im Gesundheitssektor erkennbar. Der Deutsche Bundesverband für Logopädie e. V. hat 2022 für die Mitglieder eine Selbstverpflichtung auf der Grundlage ethischer Prinzipien veröffentlicht (DBL, 2022). Eine Selbstverwaltung in Form einer Kammer ist nicht vorhanden. Die Autonomie in der Berufsausübung ist durch die Aufgabenteilung mit der Medizin begrenzt. Die Akademisierungsquote wird mit 3,1 % bis 34,6 % angegeben (Wissenschaftsrat, 2022) und eine Vollakademisierung vom Deutschen Berufsverband für Logopädie e. V. gestützt (DBL, o. J. a).

Gefordert wird berufspolitisch zudem ein effizienter und effektiver Einsatz logopädischer Ressourcen in der ambulanten Versorgung, die verantwortliche Einbindung in die Indikationsstellung und therapierele-

Berufsgesetz

Professionalisierung

vante Diagnostik, die strukturelle Integration in die inklusive Bildung, eine verbesserte Teilhabeorientierung und die Erschließung weiterer logopädischer Potentiale für die Prävention (Hansen, 2021).

2.5 Pharmazie

Was macht Pharmazie? Apothekerinnen und Apotheker haben Expertise für Arzneimittel. In öffentlichen Apotheken sind Apothekerinnen und Apotheker verpflichtet, Patientinnen und Patienten zu verschreibungspflichtigen und Arzneimitteln der Selbstmedikation zu informieren und beraten. Arzneien sind unterschiedlich in ihrer Darreichungsform und der Komplexität ihrer Anwendung – von einfachen Tabletten über Inhalativa, Wirkstoffpflaster bis hin zu Insulinpens. Apothekerinnen und Apotheker erläutern diese Anwendungsformen sowie Neben- und Wechselwirkungen und holen dabei die Patientinnen und Patienten auf ihrem Stand der Gesundheitskompetenz ab. Das Medikationsmanagement hat das Ziel, arzneimittelbezogene Probleme zu vermeiden, beziehungsweise zu erkennen und zu lösen, um die Effektivität und Effizienz der Arzneimitteltherapie zu erhöhen (BAK, 2016; Becker, 2020). Apotheken bilden in städtischen und ländlichen Gebieten ein dichtes Versorgungsnetz mit einem niedrigschwelligen Angebot. Die hohe Zahl der Patientenkontakte sowie die Botendienste bieten ein großes Potential für die Ansprache von Patientinnen und Patienten. Apotheken haben zudem Aufgaben in der Überwachung der Sicherheit von Arzneimitteln (Pharmakovigilanz). Zum einen werden stichprobenartig Arzneimittel auf Qualitätsmängel hin geprüft, zum anderen nehmen Apothekerinnen und Apotheker Hinweise der Patientinnen und Patienten auf Unverträglichkeiten oder Unregelmäßigkeiten auf. In Apotheken werden zudem individuelle Rezeptur-Arzneimittel wie Salben, Augentropfen oder Zytostatika hergestellt.

In Deutschland beträgt die Zahl der Apothekerinnen und Apotheker etwa 67.000. Rund 53.000 von ihnen arbeiten in einer der knapp 19.000 öffentlichen Apotheken, etwa 2.500 sind in den Krankenhausapotheken tätig. Darüber hinaus arbeiten sie in der Arzneimittelforschung, in der Industrie, an Universitäten, an Berufsschulen oder im öffentlichen Gesundheitsdienst. 2019 betrug der Frauenanteil 71 % (Becker, 2020).

Berufsgesetz Die Approbationsordnung für Apotheker vom 19. Juli 1989, die zuletzt durch Artikel 1 der Verordnung vom 7. Juni 2023 (BGBl. 2023 I Nr. 148) geändert worden ist, regelt die pharmazeutische Ausbildung, Prüfungen und die Approbation. Grundlage ist ein fünfjähriges Studium der Pharmazie in drei Studienabschnitten mit jeweiligen Staatsexamina. Darin sind acht Wochen Famulatur parallel und zwölf Monate praktische Ausbildung am Ende des Studiums verortet. Die Approbation als Apothekerin oder Apotheker gestattet das Führen der Berufsbezeichnung, den Beruf uneingeschränkt auszuüben und eine Apotheke zu leiten. Rund 2.200 Personen erhalten jährlich die Approbation, 10 bis 20 % eines Jahrgangs promovieren. Ähnlich wie in der Medizin können sich auch Apothekerinnen und Apotheker mit einer Zusatzausbildung als Fachapotheker spezialisieren (Becker, 2020).

Gemäß § 1 der Bundes-Apothekerordnung umfasst der Versorgungsauftrag der Apotheker insbesondere

Aufgaben

- die Entwicklung, Herstellung, Prüfung und Zulassung beziehungsweise Konformitätsbewertung und Bewertung des Nutzens von Arzneimitteln und Medizinprodukten,
- die Organisation und Kontrolle des Umgangs mit Arzneimitteln und Medizinprodukten,
- die Logistik und Abgabe von Arzneimitteln und Medizinprodukten,
- die Information und Beratung der Patienten, Kunden, Angehörigen der Heilberufe und sonstiger Beteiligter im Gesundheitswesen über Arzneimittel und Medizinprodukte,
- die Sicherung der Qualität der Arzneimittel und Medizinprodukte,
- die Sicherheit und Optimierung der Arzneimitteltherapie auch in der Selbstmedikation,
- die Erfassung und Bewertung von Risiken bei Arzneimitteln und Medizinprodukten,
- die Sicherung der Qualität und Wirtschaftlichkeit der Versorgung mit Arzneimitteln und Medizinprodukten,
- immaterielle pharmazeutische Leistungen, insbesondere die Medikationsanalyse und das Medikationsmanagement,
- Gesundheitsförderung und präventive Leistungen,
- die Forschung und Lehre in den pharmazeutischen Wissenschaften.

Als selbständiger Apotheker sind zudem kaufmännische Kompetenzen erforderlich, um eine eigene Apotheke auch wirtschaftlich führen zu können (ABDA, o. J.).

In der Betrachtung der Pharmazie im Kontext der Professionsmerkmale (▶ Kap. 1), zeigen sich die Merkmalskriterien als erfüllt. Als ein etablierter akademischer freier Beruf und Heilberuf haben sie als Naturwissenschaftler eine Sonderstellung im Gesundheitswesen inne (BAK, 2016). Die Bundesapothekerordnung formuliert in § 1 die Gemeinwohlorientierung und Handlungsautonomie über die ausschließliche Aufgabe, die Bevölkerung ordnungsgemäß mit Arzneimitteln zu versorgen (BAK, 2016). Die ethische Verantwortung im Rahmen der Berufsausübung zu vermitteln, wird als Aufgabe von Apothekern im Rahmen der Ausbildung benannt (BAK, 2016). Die Bundesapothekerkammer (BAK) ist seit Anfang des 20. Jahrhunderts, hervorgegangen aus Medizinalordnungen, dem Unterliegen staatlicher Konzessionen und Apothekervereinen als berufspolitische Interessenvertretung, zuständig für Fragen der Aus-, Fort- und Weiterbildung, für das Berufsrecht und für Fragen der pharmazeutischen Qualität und der Arznei-

Professionalisierung

mittelsicherheit. Das »Perspektivpapier 2030« beschreibt die interprofessionelle Zusammenarbeit mit Angehörigen anderer Heilberufe als einen wichtigen Eckpfeiler in einem sich im Kontext moderner Medizin, Pharmazie, Arzneimitteltherapiesicherheit und damit einem sich neu interpretierenden Versorgungsauftrag und Selbstverständnis der Apotheker (BAK, 2019).

2.6 Medizinische Fachangestellte

Was machen Medizinische Fachangestellte?

Medizinische Fachangestellte (MFA) sind der erste Anlaufpunkt in einer Arztpraxis, im direkten Kontakt oder per Telefon. Ihr Aufgabenfeld erstreckt sich über verschiedene Tätigkeiten: vom direkten Patientenkontakt über Bürotätigkeiten und Organisation im Hintergrund bis hin zu Unterstützung bei der Diagnostik. Hauptaufgabe ist es, den Arzt oder die Ärztin in seinen Tätigkeiten zu unterstützen. MFA empfangen Patientinnen und Patienten, bereiten Behandlungsräume vor, assistieren bei Untersuchungen, Behandlungen und Eingriffen, beraten, leisten in Notfallsituation erste Hilfe, führen diagnostische Maßnahmen und Laborarbeiten durch, minimieren Infektionsgefahren in der Praxis über die Durchführung von Hygienemaßnahmen, setzen präventive Maßnahmen z. B. im Rahmen von Disease Management Programmen um, sind in ambulanten OPs tätig, organisieren Praxisabläufe und überwachen Terminplanung, wirken bei Maßnahmen der Qualitätssicherung mit, dokumentieren Behandlungsverläufe, erfassen erbrachte Leistungen und rechnen dieses ab, ermitteln den Bedarf an Material, beschaffen und verwalten dieses, wenden Informations- und Kommunikationssysteme unter Beachtung des Datenschutzes und der Datensicherheit an und kommen spezifischen organisatorischen und verwaltungstechnischen Aufgaben nach (Stinus & Borcherding, 2020; VMF, 2020). Medizinische Fachangestellte üben ihre Arbeit im Team aus. Sie verstehen den Menschen als psychische und physische Einheit und richten ihr Handeln danach aus. Für ihre Tätigkeit benötigen sie daher neben medizinischen und ökonomischen Fachkenntnissen eine hohe Sozial-, Personal-, Team- und Kommunikationskompetenz (Kultusministerkonferenz, 2005).

In Deutschland beträgt die Zahl der medizinischen Fachangestellten rund 430.000. 90 % davon sind in ambulanten Einrichtungen wie z. B. Arztpraxen oder Zahnarztpraxen tätig, wenige arbeiten in (teil)stationären Einrichtungen, Laboren, der pharmazeutischen Industrie oder Organisationen des Gesundheits- und Sozialwesens. Der Frauenanteil beträgt 98 % (Deutscher Bundestag, 2020; VMF, 2023).

Berufsgesetz

Im April 2006 ist die aktuelle Verordnung über die Berufsausbildung zur MFA in Kraft getreten. Ziel der Ausbildung ist es, die Auszubildenden zur Ausübung einer Tätigkeit zu befähigen, die selbständiges Planen, Durchführen und Kontrollieren sowie das Handeln im betrieblichen Gesamtzusammenhang umfasst. Gegenstand der dualen Berufsausbildung gemäß § 4 sind Fertigkeiten, Kenntnisse und Fähigkeiten zum Ausbildungsbetrieb, zu Gesundheitsschutz und Hygiene, zu Kommunikation, zu Patientenbetreuung und -beratung, zu Betriebsorganisation und Qualitätsmanagement, zu Verwaltung und Abrechnung, zu Information und Dokumentation, dem Durchführen von Maßnahmen bei Diagnostik und Therapie unter Anleitung und Aufsicht der Ärztin oder des Arztes, Grundlagen der Prävention, der Rehabilitation sowie Handeln bei Not- und Zwischenfällen. Der Ausbildungsrahmenplan differenziert 144 Lernziele aus. Die Ausbildung umfasst 840 Stunden theoretische Ausbildung. Der praktische Anteil wird in einem Ausbildungsbetrieb z. B. einer Arztpraxis absolviert. Die Ausbildung dauert drei Jahre und ist durch das Berufsbildungsgesetz geregelt (VMF, 2020).

In der Betrachtung des Berufs der MFA im Kontext der Professionsmerkmale (▶ Kap. 1), zeigen sich die meisten Merkmale als nicht erfüllt. Eine Akademisierung des Ausbildungsberufes der MFA sei seitens der Bundesregierung nicht beabsichtigt. Auch eine Neuordnung des Berufsbildes mit möglicher Wirkung auf eine höhere Qualität der Ausbildung ist nicht vorgesehen. Der Beruf ist stärker als die anderen Gesundheits(fach)berufe in das deutsche Bildungssystem integriert (Deutscher Bundestag, 2020). Die Orientierung am Gemeinwohl ist erkennbar. Eine Selbstverwaltung in Form einer Kammer ist nicht vorhanden, Berufsverbände wie der Verband medizinischer Fachberufe e. V. (VMF) setzt sich für berufspolitische Belange ein. Die Autonomie in der Berufsausübung ist durch den Zuschnitt der unterstützenden Tätigkeit begrenzt.

Professionalisierung

2.7 Medizin

Die Funktion von Ärztinnen und Ärzten ist eine der ältesten der Menschheit. Aus dem Stand der Heilkundigen im Altertum hat sich bis heute eine moderne Profession entwickelt. Ärztinnen und Ärzte sind zur Ausübung der Heilkunde zugelassen. Die Heterogenität von Krankheiten und Behandlungsoptionen hat zu einer Ausbildung von spezialisierten Fachgebieten und Differenzierungen geführt. Seit 1935 sind Ärztinnen und Ärzte den freien Berufen zugeordnet.

Was machen Ärztinnen und Ärzte?

Im Kontext der Patientenversorgung im Krankenhaus oder in der ambulanten Versorgung stellen Ärztinnen und Ärzte Diagnosen zu Erkrankungen und gesundheitlichen Beeinträchtigungen, behandeln und therapieren Patientinnen und Patienten, verschreiben Medikamente und Heilmittel und setzen Maßnahmen der Nachsorge um. Ärztinnen und Ärzte fordern diagnostische Tests wie Blutuntersuchungen und Bildgebung an und werten diese aus. Sie nehmen Früherkennungsuntersuchungen vor, setzen Impfungen um und beraten zu einem gesunden Lebensstil und der Prävention von Erkrankungen. Ärztinnen und Ärzte erklären ihren Patientinnen und Patienten, was sie haben, wie sie behandelt werden und wie sie sich vor zukünftigen Krankheiten schützen können. Sie unterstützen bei der Entscheidungsfindung hinsichtlich der Gesundheitsversorgung. Ärztinnen und Ärzte führen Patientenakten und erstellen Berichte über Diagnosen und Behandlungspläne. Sie nehmen an klinischen Studien teil oder führen medizinische Forschung durch.

In Deutschland beträgt die Zahl der Ärztinnen und Ärzte 421.303. 52,2 % davon sind in Krankenhäusern tätig, 39,8 % arbeiten ambulant in eigener Niederlassung oder im Angestelltenverhältnis. Der Frauenanteil beträgt 49 % (BAEK, 2022).

Berufsgesetz

Die aktuelle Approbationsordnung (ÄApprO) ist im Januar 2003 in Kraft getreten. Grundlage ist ein sechsjähriges Studium der Humanmedizin in drei Studienabschnitten und 5500 Stunden Lehre. Praktische Ausbildungsanteile sind in Form des Krankenpflegepraktikums (3 Monate), Famulatur (4 Monate) und im praktischen Jahr (1 Jahr) eingebunden. Die Ausübung der ärztlichen Tätigkeit in Deutschland ist nur mit einer gültigen Approbation oder einer Berufserlaubnis möglich. Die Approbation ist von unbegrenzter Dauer und in ganz Deutschland gültig.

Aufgaben

Ziel der ärztlichen Ausbildung ist gemäß § 1 der Approbationsordnung die Befähigung zur eigenverantwortlichen und selbständigen ärztlichen Berufsausübung, zur Weiterbildung und zu ständiger Fortbildung. Die Ausbildung soll grundlegende Kenntnisse, Fähigkeiten und Fertigkeiten in allen Fächern vermitteln, die für eine umfassende Gesundheitsversorgung der Bevölkerung erforderlich sind. Sie soll

- das Grundlagenwissen über die Körperfunktionen und die geistig-seelischen Eigenschaften des Menschen,
- das Grundlagenwissen über die Krankheiten und den kranken Menschen,
- die für das ärztliche Handeln erforderlichen allgemeinen Kenntnisse, Fähigkeiten und Fertigkeiten in Diagnostik, Therapie, Gesundheitsförderung, Prävention und Rehabilitation,
- praktische Erfahrungen im Umgang mit Patienten, einschließlich der fächerübergreifenden Betrachtungsweise von Krankheiten und der Fähigkeit, die Behandlung zu koordinieren,
- die Fähigkeit zur Beachtung der gesundheitsökonomischen Auswirkungen ärztlichen Handelns,
- Grundkenntnisse der Einflüsse von Familie, Gesellschaft und Umwelt auf die Gesundheit und die Bewältigung von Krankheitsfolgen,
- Grundkenntnisse des Gesundheitssystems,
- Grundkenntnisse über die Tätigkeitsfelder des öffentlichen Gesundheitswesens und die bevölkerungsmedizinischen Aspekte von Krankheit und Gesundheit,
- die geistigen, historischen und ethischen Grundlagen ärztlichen Verhaltens

auf der Basis des aktuellen Forschungsstandes vermitteln. Die Ausbildung soll auch Gesichtspunkte ärztlicher Gesprächsführung sowie ärztlicher

Qualitätssicherung beinhalten und die Bereitschaft zur Zusammenarbeit mit anderen Ärztinnen und Ärzte und mit Angehörigen anderer Berufe des Gesundheitswesens fördern.

Medizin wird in professionstheoretischen Ansätzen als idealtypische Profession angesehen (▶ Kap. 1). Kaum eine andere Berufsgruppe hat diesen Prozess in den vergangenen 150 Jahren seit dem ersten Ärztetag 1873 in Wiesbaden in diesem hohen Maße durchlaufen und sich diesen Status gesichert. Bis heute spricht die Ärzteschaft nach außen mit einer Stimme, auch wenn es internen Dissens gibt (Wilkesmann & Falkenberg, 2021).

Professionalisierung

Als Professionsangehörige verfügen Ärztinnen und Ärzte über ein spezialisiertes, exklusives Expertenwissen. Das Studium und die Approbation sind in Deutschland streng geregelt. Ärztinnen und Ärzte stellen sich in ihrem Berufsverständnis in den Dienst der Gesundheit und sind bei ihrem beruflichen Handeln moralischen und ethischen Grundsätzen verpflichtet. Der Berufsethos wird am Grundsatz »primum nil nocere« (lat. in erster Linie nicht schaden) und dem hippokratischen Eid in der Berufsordnung oder der Genfer Deklaration des Weltärztebundes deutlich: das Patientenwohl wird gegenüber anderen Motiven priorisiert. Dies beinhaltet auch die Pflicht, sich regelmäßig fortzubilden und nach dem aktuellen Stand von Wissenschaft und Technik zu therapieren. Die Bundesärzteordnung betont die Gemeinwohlorientierung. Die freie Berufsausübung zeigt die Autonomie des Handelns. Das Sozialprestige ist hoch. Die monetäre Wertschätzung ist heterogen in Abhängigkeit von Hierarchieebene und Fachdisziplin, liegt aber auf einem vergleichsweisen hohen Niveau (Wilkesmann & Falkenberg, 2021).

In der jüngeren Vergangenheit werden aber Deprofessionalisierungstendenzen beobachtet. Diese werden einem Wandel der Versorgungssysteme, Veränderungen der Patientenrolle, Ökonomisierungstendenzen mit einem steigendem Anpassungsdruck, Zuteilungsvorgaben sowie eine zunehmende Verschiebung von Experten- und Laienwissen gesehen. Dennoch gilt die ärztliche Tätigkeit als starke Profession (Klemmt, 2022). Seit den 2000er Jahren führt die Ökonomisierung im Gesundheitswesen zu strukturellen Verschiebungen in der Krankenhauslandschaft und kanalisiert sich in einem allgegenwärtigen Kostendruck. Dies hat auch Einfluss auf die Professionsvorstellungen in der Medizin. Es bleibt abzuwarten, wie die geplante Krankenhausreform der Bundesregierung hierauf Einfluss nimmt. Mit einer reformierten Approbationsordnung ist 2027 zu rechnen (BAEK, 2023).

Eine Umfrage auf dem Ärztetag 2023 und das PJ-Barometer des Marburger Bundes haben gezeigt, das sich ein Großteil der nachwachsenden Ärztegeneration mehr kooperative Formen der Zusammenarbeit wünscht. Zukünftige Kompetenzen und Verantwortlichkeiten müssen festgelegt und kommuniziert sowie Strukturen und Rollenbilder geschaffen werden. Ärztinnen und Ärzte wollen aber weiterhin »den Hut aufhaben« (Kurz & Richter-Kuhlmann, 2023). In der derzeitigen Approbationsordnung wird darauf hingewiesen, dass die Ausbildung »die Bereitschaft zur Zusammenarbeit mit anderen Ärzten und mit Angehörigen anderer Berufe des Gesundheitswesens fördern« soll. Ein Mustercurriculum schlägt ein dreimonatiges interprofessionelles Gesundheitskompetenzpraktikum (statt/in Ergänzung zum Pflegepraktikum), 50 Unterrichtseinheiten zu interprofessioneller Zusammenarbeit und Kommunikation über das Studium verteilt sowie einen vierwöchigen Einsatz auf einer interprofessionellen Ausbildungsstation vor (Jünger, 2019).

2.8 Perspektiven für die Weiterentwicklung der Gesundheitsfachberufe

Der Wissenschaftsrat hat im Oktober 2023 Perspektiven für die Weiterentwicklung der Gesundheitsfachberufe als Fortführung der Empfehlungen aus 2012 veröffentlicht. Die wissenschaftliche Disziplinbildung stellt aus Sicht des Wissenschaftsrats eine grundlegende Voraussetzung für eine erfolgreiche Weiterentwicklung der Gesundheitsfachberufe dar. Allerdings sieht sich diese Entwicklung mit diversen Herausforderungen konfrontiert. Der Wissenschaftsrat betont, dass die eigenständige Umsetzung der notwendigen wissenschaftlichen Disziplinentwicklung in absehbarer Zeit und in einem Umfang, der den wachsenden Anforderungen in Versorgung, wissenschaftlicher Weiterentwicklung und dem Transfer in die Praxis gerecht wird, kaum realisierbar ist. Infolgedessen empfiehlt der Wissenschaftsrat die Beschleunigung der Entwicklung in den jeweiligen Disziplinen durch gezielte Maßnahmen.

> **Was ist der Wissenschaftsrat?**
>
> Der Wissenschaftsrat fungiert als beratendes Gremium für die Bundesregierung und die Länderregierungen in Angelegenheiten der inhaltlichen und strukturellen Entwicklung von Wissenschaft, Forschung und dem Hochschulbereich. Dieser Auftrag manifestiert sich in der Erstellung und Publikation von Empfehlungen und Stellungnahmen z. B. 2019 die Stellungnahme zur Weiterentwicklung der Universitätsmedizin in Nordrhein-Westfalen, 2012 die Empfehlungen zu hochschulischen Qualifikationen für das Gesundheitswesen und 2023 die Perspektiven für die Weiterentwicklung der Gesundheitsfachberufe.
>
> Die Geschäftsstelle des Wissenschaftsrats mit Sitz in Köln besteht aus rund 100 Mitarbeiterinnen und Mitarbeitern, wovon die Hälfte dem wissenschaftlichen Bereich angehört.

Bündelung der Kräfte — Besonderes Augenmerk legt der Wissenschaftsrat auf die Bündelung der Kräfte unter Einbeziehung von Hochschulen für angewandte Wissenschaften bzw. Fachhochschulen, Universitäten und Universitätsmedizin. Insbesondere hebt er den Förderungsbedarf der Hochschulen für angewandte

Wissenschaften bzw. Fachhochschulen hervor, die bislang maßgeblich den Akademisierungsprozess in vielen kleineren Einheiten vorantreiben. Der Wissenschaftsrat fordert, dass die bestehenden Strukturvorteile dieser Einrichtungen genutzt und weiter ausgebaut werden sollen. Dies beinhaltet die Organisation nationaler Treffen auf Fakultäts- oder Fachbereichsebene, um einen regelmäßigen Austausch zu gewährleisten. Der Wissenschaftsrat sieht zudem eine verstärkte Beteiligung der Universitäten und Universitätsklinika am Prozess der Akademisierung von Gesundheits(fach)berufen als zielführend an. Im Kontext interprofessioneller Ausbildung und Zusammenarbeit wird eine institutionelle Verankerung der Gesundheits(fach)berufe und entsprechender wissenschaftlicher Disziplinen in der Universität/Universitätsmedizin als sinnvoll erachtet.

Auf Hochschulebene empfiehlt der Wissenschaftsrat die Erprobung und Umsetzung von klinischen Professuren der Gesundheitsfachberufe, sowohl an Hochschulen für angewandte Wissenschaften bzw. Fachhochschulen als auch an Universitäten sowie Universitätsklinika. Als essenzielle strukturbildende Maßnahme schlägt der Wissenschaftsrat die Einrichtung und Förderung von Zentren für Forschung, Lehre und Versorgungssteuerung vor. Diese Zentren sollen dazu dienen, bestehende Expertise gezielt zu bündeln, zu stärken und zu fördern. Forschungsstarke Hochschulen für angewandte Wissenschaften bzw. Fachhochschulen sollen ebenso wie Universitäten an diesen Zentren beteiligt sein. Die Zentren sollen insbesondere der Disziplinentwicklung dienen, indem sie die Förderung von Wissenschaftlerinnen und Wissenschaftlern in frühen Karrierephasen sowie die Erforschung und Förderung von Transfer und Translation ermöglichen. Dies umfasst auch die Implementierung von Innovationen in die Versorgung und die Stärkung des vorhandenen Studienangebots (Wissenschaftsrat, 2023).

Klinische Professuren

Die Konzeption von Forschungsagenden, respektive die Weiterentwicklung bereits bestehender Agenden unter Einbeziehung wissenschaftlicher Fachgesellschaften stellt einen zentralen Aspekt dar. Dieser Prozess beinhaltet die verstärkte Berücksichtigung des Potenzials der Pflege-, Hebammen- und Therapiewissenschaften in strategischen Gremien zur Forschungsförderung in Deutschland, wie dem Forum Gesundheitsforschung, dem Innovationsfonds des Gemeinsamen Bundesausschusses oder der Deutschen Forschungsgemeinschaft. Ein weiterer Fokus liegt auf der angemessenen Ausstattung mit Stellen für wissenschaftliches Personal und der finanziellen Unterstützung von Maßnahmen zur Förderung von Wissenschaftlerinnen und Wissenschaftlern in frühen Karrierephasen sowie der wissenschaftlichen Karriereentwicklung auf allen Ebenen – von Bachelor über Master bis hin zur Promotion und Post-Doc.

Forschungsagenden

Der Wissenschaftsrat hat bereits 2012 Empfehlungen formuliert, die hochschulischen Qualifikationswege in den Gesundheits(fach)berufen stärker zu koordinieren. Elemente interprofessionellen Lernens und Lehrens sollen so verzahnt werden, dass die Gesundheits(fach)berufe auf eine Tätigkeit in der arbeitsteilig angelegten und kooperativ organisierten Gesundheitsversorgung vorbereitet werden. Der Wissenschaftsrat hat dazu zwei Modelle vorgeschlagen (Wissenschaftsrat, 2012):

Koordination hochschulischer Qualifikationswege

- Das Modell des Gesundheitscampus beinhaltet, an (Fach)Hochschulen neu geschaffene Studiengänge für die Gesundheits(fach)berufe unter dem Dach einer Fakultät einzurichten und eine enge Kooperation mit einer regionalen Universität mit medizinischer Fakultät einzurichten.
- Im integrativen Modell werden an Universitäten neu geschaffene pflege-, therapie- und hebammenwissenschaftliche Studiengänge im Rahmen eines Departments für Gesundheitswissenschaften eingerichtet, welches einer Medizinischen Fakultät angegliedert ist.

Im Gegensatz zu zahlreichen Projekten und Initiativen interprofessioneller Lehrformate wurden diese Modelle bis auf den Gesundheitscampus Göttingen in Südniedersachsen kaum aufgegriffen und umgesetzt. Der Wissenschaftsrat stellt dazu fest, dass Interprofessionalität in der Lehre weiterhin ein Desiderat bleibt (Wissenschaftsrat, 2023).

2.9 Fazit

Mit einem Überblick über Hebammenkunde, Physiotherapie, Ergotherapie, Logopädie, Pharmazie, MFA und Medizin werden in diesem Kapitel die Aufgaben des jeweiligen Berufs, der Beitrag zur Gesundheitsversorgung, die zugrundeliegenden Berufsgesetze mit praktischen Anteilen sowie die Bildungswege und Professionalisierungsbestrebungen verdeutlicht. ▶ Tab. 2 zeigt die Berufsbezeichnungen, die Bildungswege, die gesetzlichen Grundlagen und die Zahl der Berufsangehörigen in Deutschland in einer Gegenüberstellung. Mit dieser Verdeutlichung von Rollen und Aufgaben wird ein Beitrag zur interprofessionellen Zusammenarbeit geleistet, in dem ein Bewusstsein über die Berufe geschaffen wird, mit denen Pflegefachpersonen tagtäglich zusammenarbeiten.

Die Akademisierungs- und Professionalisierungsbestrebungen sind aktuell im Wandel. Die Komplexität der Patientensituationen nimmt bei Vorliegen chronischer Erkrankungen und Multimorbidität weiter zu. Den Versorgungsbedarf von Patientinnen und Patienten zu erheben und die Patientensicherheit zu gewährleisten, wenn diese ausschließlich Einschränkungen durch z. B. eine Hüftarthrose hat, ist weniger komplex, als wenn gleichzeitig Folgen eines Schlaganfalls vorliegen, auch weil zunehmend mehr Professionen beteiligt sind. So könnten in dem Beispiel zu Orthopädie, Orthopädietechnik und Physiotherapie noch Neurologie, Pflegefachpersonen, Ergotherapeuten und Logopäden hinzukommen. Die Versorgung muss interprofessionell unter der Berücksichtigung von Wechselwirkungen sowie gegensätzlichen und synergetischen Effekten erfolgen. Dafür ist interdisziplinäre Kommunikation auf Augenhöhe erforderlich.

2.9 Fazit

Berufsbezeichnung	Bildungsweg	Gesetzliche Grundlage	Zahl der Berufsangehörigen in Deutschland
Pflegefachfrau Pflegefachmann (Pflegefachperson)	Dreijährige Berufsausbildung mit 2.500 Stunden Praxis	Pflegeberufegesetz	1.700.000 (2020)
Hebamme (gilt für alle Berufsangehörigen)	Sechs bis acht Semester Hebammenstudium mit 2.200 Stunden Praxis	Hebammengesetz	26.000 (2019)
Physiotherapeutin Physiotherapeut	Dreijährige Berufsausbildung mit 1.600 Stunden Praxis	Masseur- und Physiotherapeutengesetz	244.000 (2021)
Ergotherapeutin Ergotherapeut	Dreijährige Berufsausbildung mit 1.700 Stunden Praxis	Ergotherapeutengesetz	62.000 (2017)
Logopädin Logopäde	Dreijährige Berufsausbildung mit 2.100 Stunden Praxis	Gesetz über den Beruf des Logopäden	28.000 (2021)
Apothekerin Apotheker	fünfjähriges Studium der Pharmazie mit acht Wochen Famulatur und zwölf Monate praktische Ausbildung am Ende des Studiums	Approbationsordnung für Apotheker	76.000 (2020)
Medizinische Fachangestellte Medizinischer Fachangestellter	Dreijährige Berufsausbildung	Verordnung über die Berufsausbildung zur MFA	421.070 (2023)
Ärztin Arzt	sechsjähriges Studium der Humanmedizin mit Krankenpflegepraktikums (3 Monate), Famulatur (4 Monate) und praktischem Jahr (1 Jahr)	Approbationsordnung	421.303 (2022)

Tab. 2: Überblick über Berufsbezeichnungen, Bildungsweg, gesetzliche Grundlagen und Zahl der Berufsangehörigen ausgewählter Gesundheits(fach)berufe

Die Ausbildungs- und Prüfungsverordnungen der Therapieberufe werden heute als veraltet angesehen. Diese wenig geregelte Ausbildungen können weder dem dualen Ausbildungssystem noch dem Schulberufssystem zugeordnet werden können. Diese Sonderform und das gleichzeitige Vorliegen zweier Qualifikationsniveaus – Ausbildung und Studium – für die gleiche Tätigkeit führen dazu, dass die erwartbaren Kompetenzen für Arbeitgeberinnen und Arbeitgeber und auch für Patientinnen und Patienten nicht transparent sind. Seit 2010 besteht durch die Modellklausel die Option, in primärqualifizierenden Studiengängen die Berufszulassung für therapeutische Gesundheitsfachberufe zu erwerben. Ausbildungsinhalte und die staatliche Prüfung liegen dabei in der Verantwortung der Hochschule. Die Inhalte der Ausbildungs- und Prüfungsverordnung der jeweiligen Disziplin werden integriert. Diese Modellklausel wurde mehrfach – zuletzt bis zum Jahr 2024 – verlängert und die Entscheidung über die zukünftige Akademisierung der Therapieberufe vertagt (Pfingsten & Borgetto, 2022). Im Zuge des 5. Therapiegipfels im November 2023 hat Bundesgesundheitsminister Lauterbach angekündigt, die Ausbildungen für die Therapieberufe schrittweise zu reformieren. Bereits auf dem Therapiegipfel 2022 setzte sich Lauterbach für eine deutliche Teilakademisierung in der Physiotherapie ein. Dies bedeutet, dass die Ausbildung zum Physiotherapeuten vollständig akademisiert werden soll, während die Ausbildung zum Masseur und medizinischen Bademeister weiterhin an Fachschulen verbleibt. Die Akademisierungsbemühungen sollen zunächst im Bereich der Logopädie umgesetzt werden, wohingegen eine Vollakademisierung für alle Therapieberufe (Ergotherapie, Logopädie und Physiotherapie), wie von mehreren Therapieverbänden gefordert, laut Lauterbach vorerst nicht umgesetzt wird. Ein erster Entwurf zur Reform der Physiotherapieausbildung wurde im Februar 2024 vorgelegt. Hier wird eine Teilakademisierung vorgeschlagen. Akademische Kompetenzen umfassen dabei als zentrales Element die eigenverantwortliche Durchführung heilkundlicher Maßnahmen auf dem Gebiet der Physiotherapie. Im Gesetzentwurf heißt es zudem, dies könne perspektivisch auch eine Heilmittelversorgung in der Physiotherapie im Direktzugang ermöglichen. Eine Vollakademisierung in der Physiotherapie komme laut Bundesgesundheitsministerium nach »eingehender Prüfung nicht in Betracht« (Ärzteblatt 2024).

Hinsichtlich hochschulischer Qualifizierungsmöglichkeiten betont der Wissenschaftsrat in seinem Gutachten von 2023 den Bedarf an entsprechenden Angeboten für Fachpersonal in den Pflege-, Hebammen- und Therapieberufen. Angesichts der benannten heterogenen Rahmenbedingungen und Entwicklungen in den Pflege- und Therapieberufen sowie der vollständigen Akademisierung des Hebammenberufs sind jedoch fächerspezifisch differenzierte Empfehlungen zur Weiterentwicklung der Studienangebote erforderlich. In Bezug auf alle drei Fachgebiete bekräftigt der Wissenschaftsrat einheitlich seine Empfehlung aus dem Jahr 2012 (Wissenschaftsrat, 2012), die Bachelor-Studiengänge primärqualifizierend-dual zu konzipieren. Infolge klarer gesetzlicher Vorgaben durch das neue Hebammengesetz wird eine positive Dynamik in der Einrichtung von Bachelorstudiengängen auch an Universitäten festgestellt. Es ist notwendig, personelle als auch strukturelle Ressourcen für diese Studiengänge bereitzustellen. Um eine spürbare Verbesserung der Patientenversorgung zu erzielen, unterstützt der Wissenschaftsrat weiterhin den Prozess der Akademisierung. Insbesondere in der Pflege wird eine Akademisierungsquote von 20 % angestrebt, die bisherige Quote von 2,5 % liegt deutlich unter den Empfehlungen von 2012. Zusätzlich sind die primärqualifizierenden Bachelorstudiengänge aktuell mit einer Auslastung von durchschnittlich 50 % nicht ausreichend nachgefragt. Für die Therapieberufe wird ebenso ein Aufbau primärqualifizierenddualer Studiengänge empfohlen und eine Akademisierungsquote von 10 bis 20 % als angestrebtes Ziel formuliert. Hierfür erachtet der Wissenschaftsrat die Aufhebung der Modellklauseln und die Reform der entsprechenden Berufsgesetze mit einer regelhaften primärqualifizierend-dualen hochschulischen Ausbildung als entscheidend (Wissenschaftsrat, 2023).

Lernaufgaben

1. Welcher Gesundheits(fach)beruf hat den größten Praxisanteil in der beruflichen Ausbildung?
2. Welche Berufe haben eine Approbationsordnung und welchen Zweck hat diese?
3. Welcher Beruf führt eine Berufsbezeichnung für alle Geschlechter der Berufsinhabenden?
4. Recherchieren Sie die Aufgaben, Berufsgesetze und den Grad der Professionalisierung im Rettungsdienst.
5. Recherchieren Sie die Aufgaben, Berufsgesetze und den Grad der Professionalisierung von operationstechnischen und anästhesietechnischen Assistenzberufen (OTA/ATA).
6. Recherchieren Sie die Aufgaben, Berufsgesetze und den Grad der Professionalisierung von Hörgeräteakustikerinnen und Hörgeräteakustikern.

Reflexionsaufgaben

1. Vergleichen Sie die Frauenanteile in den jeweiligen Gesundheits(fach)berufen. Welche Gründe könnten hierfür verantwortlich sein? Welche Ideen haben Sie, den Männeranteil zu stärken?
2. Wie sieht Ihre Vision für die beschriebenen Gesundheitsberufe in 20 Jahren aus?
3. Suchen Sie das Gespräch mit einer der in diesem Kapitel benannten Berufsgruppen. Wie ist die individuelle Sicht der Person auf die Chancen und Grenzen interprofessioneller Zusammenarbeit?
4. Betrachten Sie die Internetauftritte der der therapeutischen Berufsverbände. Welche Themen werden dort aktuell diskutiert?

Zum Weiterlesen

Eble, S., Sjuts, R., Ballast, T. et al. (Hrsg.) (2020): Die Zukunft der Arbeit im Gesundheitswesen. 1st ed. Berlin: Medizinisch Wissenschaftliche Verlagsgesellschaft (Schriftenreihe des Bundesverbandes Managed Care, v.8).
Klemmt, M. (2022): Profession und Professionalisierung in den Gesundheitsberufen. Hebamme, 35(01), 20–26. https://doi.org/10.1055/a-1710-6918
Kühne, R., Graalmann, J., Knieps, F. (Hrsg.) (2021). Die Zukunft der Gesundheits(fach)berufe. Mehr Kompetenzen – mehr Verantwortung. 1st ed. Berlin: Medizinisch Wissenschaftliche Verlagsgesellschaft.

3 Interprofessionelle Kommunikation

 Die interprofessionelle Kommunikation bezieht sich auf die Kommunikation und Zusammenarbeit zwischen verschiedenen Berufsgruppen oder Disziplinen, die in einem bestimmten Arbeitskontext zusammenarbeiten. Sie zielt darauf ab, die Stärken und Fachkenntnisse jedes Einzelnen optimal zu nutzen. Im Gesundheitswesen ist es entscheidend, dass die Mitarbeitenden im interprofessionellen Team effektiv miteinander kommunizieren, Informationen teilen und koordinieren, um sicherzustellen, dass die Patientinnen und Patienten die bestmögliche Behandlung erhalten. Dabei geht es nicht nur um die Übermittlung von Informationen, sondern auch um das Verständnis der Perspektiven und Ansichten der verschiedenen Teammitglieder sowie um die Förderung einer effektiven Zusammenarbeit und Entscheidungsfindung.

Ziel dieses dritten Kapitels ist es, einen Überblick über Team und Teamkommunikation zu gewinnen. Zudem werden die Faktoren vorgestellt, die zu einer gelungenen Kooperation beitragen. Die Weitergabe klinischer Informationen zwischen den Berufsgruppen im Gesundheitswesen ist einer der zentralen Prozesse in der Patientenbehandlung. Dieses Kapitel stellt verschiedene Tools und Merkhilfen zur fokussierten Kommunikation vor. Merkhilfen verknüpfen ein Akronym mit einem Prozess und fungieren als eingängige Gedächtnisstütze.

Praxisbeispiel

 Ein Telefonat mit der diensthabenden Ärztin: »Moin Frau Klein, hier ist Pflegefachmann Hinnerk Lohse, Station 3i. Ich rufe wegen Frau Mielke aus Zimmer 4 an. Die Situation ist, dass sie über zunehmende Dyspnoe und Brustschmerzen klagt. Kurz zum Hintergrund: Frau Mielke ist eine 72-jährige Patientin, die heute den dritten postoperativen Tag nach einer Knie-TEP hat. Vor einer Stunde hat sie begonnen über Brustschmerzen zu berichten. Der Puls ist bei 120/Minute und der Blutdruck 130/50mmHg. Sie ist unruhig und kurzatmig. Meine Einschätzung ist, dass die Patientin ein kardiales Ereignis oder eine Lungenembolie haben könnte. Ich schlage vor, dass Sie direkt kommen und wir dann mit Sauerstoff starten. Was halten Sie davon? Was kann ich noch vorbereiten?«

3.1 Team und Teamkommunikation

In unserer Gesellschaft steht Teamarbeit in vielen Branchen im Mittelpunkt. Insbesondere im Kontext von agilen Teams, die flexibel, gemeinsam ausgerichtet und anpassungsfähig gegenüber sich verändernden Kundenanforderungen handeln: autonom, unhierarchisch, selbstorganisiert und interprofessionell. In solchen Teams soll ein angenehmes Arbeitsumfeld geschaffen werden, wobei Verantwortung durch intrinsische Motivation entsteht. Die Aufgabenverteilung erfolgt auf der Basis individuellen Stärken und Vorlieben. Das Ergebnis ist die Erfüllung der Kundenzufriedenheit. Im Gesundheitswesen jedoch steht nicht die Erfüllung von Kundenanforderungen im Vordergrund, sondern vielmehr Intervention oder Unterstützung. In diesem Kontext kann das Team, ebenso wie allgemein alle Modelle gesundheitlicher Versorgung, entweder als Rahmen dienen, der Hilfe und Therapie bereitstellt, oder aber als Instrument der Therapie selbst agieren – als ein therapeutisch wirksamer Faktor. Teamarbeit kann dabei äußerst segensreich, bereichernd für jedes einzelne Teammitglied und sehr wirksam sein. Gleichzeitig besteht jedoch das Risiko, dass Teammitglieder unter Teamarbeit leiden, sich in Teamkonflikten, Rollenverwirrungen oder -abgrenzungen verfangen und dabei den Fokus auf die Patientinnen und Patienten verlieren können. Ein interprofessionelles Team zeichnet sich dadurch aus, dass es bereit ist, Informationen und Macht zu teilen und den exklusiven Anspruch auf Spezialwissen und Autorität im Rahmen der eigenen Berufsgruppe aufzugeben. Eine Voraussetzung dafür ist das Vorhandensein gemeinsamer Ziele und Haltungen im Team. Hierbei werden vier grundlegende Koordinaten umrissen, die oft nicht ausreichend diskutiert werden, wenn es um die Beschreibung von Teams geht: Wissen, Macht, Haltung und Verantwortung (Weinmann, 2023).

Team

Teamkompetenz gilt als ein wesentlicher Grundstein für das berufliche Handeln von Pflegefachpersonen. Ein Team ist eine Gruppe von Menschen, die zusammenarbeiten, um ein gemeinsames Ziel zu erreichen. Teams können in verschiedenen Kontexten existieren, z. B. Arbeitsumgebungen, Sportteams oder Projektgruppen. Die Mitglieder eines Teams kommunizieren und arbeiten miteinander. Sie nutzen ihre individuellen Stärken und Fähigkeiten, um Probleme zu lösen und ihre gemeinsamen Ziele zu erreichen. Ein wichtiger Aspekt eines erfolgreichen Teams ist die Fähigkeit, gemeinsam Entscheidungen zu treffen und Verantwortung zu übernehmen. Die Teammitglieder haben eine funktionale Arbeitsbeziehung miteinander und sind durch aufgaben- und zielorientierte Strukturen gekennzeichnet. Charakteristisch für ein Team ist die Möglichkeit der direkten Interaktion und (Face-to-Face-) Kommunikation miteinander (Csellich-Ruso, 2018). Zudem bilden Teams in der Selbst- und Fremdwahrnehmung eine soziale Einheit. Sie bilden eine Gruppenidentität, welche durch ein Wir-Gefühl, gemeinsame Normen und danach ausgerichteten Handlungen geprägt ist (Stagge, 2016). Teams unterscheiden sich von Bereichen und Abteilungen durch die geringere Anzahl der mitwirkenden Personen. Hinzu kommt, dass personenbezogene Kenntnisse bezüglich Rollenausübungen bedeutsam werden können und sie in der Regel durch die Institution beziehungsweise Organisation, in der sie sich bewegen, gebildet werden. Das heißt, der Zusammenschluss eines beruflichen Teams erfolgt in der Regel nicht durch die Mitglieder selbst (Kühl, 2021). Die Bereitschaft, in einem Team zu arbeiten und die Zusammenarbeit adäquat zu gestalten, wird Teamfähigkeit genannt. ▶ Tab. 3 zeigt Kompetenzen, die für Teamarbeit als essentiell betrachtet werden (Böhmer-Breuer, 2023). Die Arbeit im Team erfordert ein Regelwerk für eine gemeinsame Arbeitsweise, die bewusst oder unausgesprochen befolgt wird. Ein Gleichgewicht aus drei Aspekten steuert die Teamatmosphäre: das eigene Leistungsniveau, das gemeinsame durchschnittliche Leistungsniveau aller Teammitglieder sowie die Rahmenbedingungen und Leistungsvorgaben (Böhmer-Breuer, 2023).

Tab. 3: Kompetenzen der Teamarbeit

Kompetenz	Beispiel in der Pflege
Personale Kompetenz	die eigene fachliche Meinung vertreten zu können
Soziale Kompetenz	mit anderen Teammitgliedern eine professionelle Beziehung zur Zusammenarbeit zu gestalten
Kommunikative Kompetenz	sich mit anderen Teammitgliedern informell und formell auszutauschen
Eigenverantwortlichkeit	in kritischen Situationen Verantwortung übernehmen
Frustrationstoleranz	andere Meinungen im Team auszuhalten
Kritikfähigkeit	Bereitschaft, sich fachlicher Kritik zu stellen
Bereitschaft zum lebenslangen Lernen	Bereitschaft, die Erfahrungen anderer Teammitglieder als wichtig und wertvoll für der Erweiterung eigener Kompetenz wertzuschätzen und sich Fort- und Weiterbildung zu qualifizieren
Emotionale Intelligenz	innerhalb eines Teams die eigenen Gefühle zurückhalten zu können, wenn sie nicht angebracht sind
Interesse am Austausch	Freude an fachlicher Zusammenarbeit mit anderen am Arbeitsprozess Beteiligten
Crossfunktionale Kompetenz	Vereinigung verschiedener Kompetenzen wie moderieren, beaufsichtigen, Gespräch führen und eine Ordnung aufrecht erhalten können

Faktoren gelingender Teamarbeit

Folgende Faktoren tragen zu gelingender Teamarbeit bei:

- *Gemeinsame mentale Modelle*: Die übereinstimmenden Vorstellungen einer Gruppe sind ein gemeinsames mentales Modell. Daraus ergeben sich

eine Rollenverteilung sowie die Strategien, mit denen Aufgaben bewältigt werden. Hier fließen Wissen, Werte und Erfahrungen der einzelnen Teammitglieder ein.
- *Closed-Loop-Kommunikation*: In dieser Form der Kommunikation folgt auf jede Nachricht eines Senders eine Antwort des Empfängers mit der Wiederholung der entsprechenden Nachricht. Mit dieser geschlossenen Schleife (»closed loop«) sollen Verständnisschwierigkeiten ausgeräumt und Fehler vermieden werden (Böhmer-Breuer, 2023). Missverständnisse können durch Abgleich von Wiederholungen, ein Achten auf die Bestimmtheit der eigenen Formulierung, eine strukturierte Aufgabenverteilung und gemeinsame Verantwortung für die Verständlichkeit der Informationen vorgebeugt werden (Böll et al., 2022).
- *Gegenseitige Unterstützung und Monitoring*: Die gegenseitige Unterstützung hat das Ziel, dass Kommunikations- und Interaktionsprozesse verbessert werden. Beim Monitoring geht es um das eigene Verständnis und die Produktion von Sprache. Damit wird ein kontinuierlicher Prüf- und Verbesserungsprozess eingeführt.
- *Gegenseitiges Vertrauen*: Grundlage der Teamarbeit ist das Vertrauen in die anderen Teammitglieder. Dies bezieht sich auf die Leistungsfähigkeit, die Zuverlässigkeit, aber auch Diskretion und Verschwiegenheit. Vertrauen lässt sich durch eine Kultur der Offenheit, Klarheit, Transparenz, Konsequenz, Anerkennung und Interesse fördern.
- *Adaptionsfähigkeit*: erfolgreiche Teamarbeit misst sich an der Flexibilität der Mitglieder, weil sich Verhältnisse in Zusammenarbeiten ändern können und Anpassungsprozesse erforderlich werden
- *Teamorientierung*: Teamorientierung als Mindset-Faktor ist Dreh- und Angelpunkt für gelingende Teamarbeit. Sie bezieht sich auf die grundlegende Bereitschaft, mit anderen zielgerichtet und kooperativ zusammenzuarbeiten (Böhmer-Breuer, 2023).

Kommunikation im Gesundheitswesen ist nicht beliebig. Hochwertige und effektive Kommunikation ist eine wesentliche Basis für eine gelingende Beziehung zwischen den Gesundheitsberufen. Ob es den Gesprächspartnern gelingt, einander zu verstehen, ist im Wesentlichen davon abhängig, wie empathisch und konzentriert sie sich dem Gegenüber zuwenden. Mit einem bewussten Einhalten von Kommunikationstechniken und Regeln kann der Versorgungsprozess und das Vertrauen von Patientinnen und Patienten positiv beeinflusst werden und Missverständnisse und Fehler vorgebeugt werden. Gute Kommunikation gehört also zu den Kernkompetenzen im Handeln der Gesundheits(fach)berufe. Bei hoher Arbeitsdichte und oftmals gering ausgeprägten Fertigkeiten und Fähigkeiten wird dieser Teil der Versorgung mitunter unterschätzt bis vernachlässigt. Der größte Teil der Gespräche in der gesundheitlichen Versorgung findet mit wenigen Teilnehmenden und persönlich statt. Gespräche können dabei verschiedene Ebenen beinhalten: die Sachebene, die Ebene der Verantwortung und die Ebene des Umgangs mit Gefühlen. Kommunikative Kompetenzen zeigen sich in der Art und Weise zu sprechen, zuzuhören und zu reflektieren, sowie nonverbale

Kommunikation

Zeichen wie Gestik, Mimik, Körperhaltung, Szenerie, Kleidung und Auftreten einzubeziehen. Auch paraverbale Komponenten der stimmlichen Vielfalt wie Lautstärke, Tonhöhe, Stimmfärbung, Akzent, Geschwindigkeit und Rhythmus haben Einfluss auf die Kommunikation und die Atmosphäre in Gesprächssituationen. Nicht nur in Gesprächssituationen mit Patientinnen und Patienten, sondern auch in interprofessionellen Situationen gilt es, mit der Kommunikation eine gemeinsame Wirklichkeit herzustellen. Professionelle Kommunikation unterstützt Vertrauen, Arbeitseffektivität und Handlungssicherheit (GQMG, 2021).

Inklusive Sprache

Zudem kann das Konzept der inklusiven Sprache die interprofessionelle Kommunikation im Team stärken. Inklusive Sprache bezieht sich auf die bewusste Verwendung von Worten und Handlungen seitens der Führungspersonen oder Teammitglieder, die dazu dienen, andere einzuladen, sich aktiv an Diskussionen zu beteiligen, und gleichzeitig Wertschätzung für die Beiträge anderer signalisieren. Es ist von entscheidender Bedeutung, sowohl eine klare Einladung als auch Anerkennung für die Beiträge zu bieten, um den Teammitgliedern das Gefühl zu vermitteln, dass ihre Meinungen und Ideen tatsächlich geschätzt werden. Ohne eine eindeutige Einladung könnten individuelle Vorschläge, Ideen oder konstruktive Kritik als nicht benötigt oder unerwünscht wahrgenommen werden. Ebenso reicht eine anfängliche Einladung allein nicht aus, um Barrieren zwischen Gruppen langfristig zu überwinden, wenn sie nicht durch eine anhaltende Wertschätzung begleitet wird, die sich in positiven und konstruktiven Reaktionen auf die geäußerten Meinungen manifestiert.

Prinzipiell ist die Anwendung inklusiver Sprache eine Aufgabe, die von jedem Teammitglied übernommen werden kann. Dennoch sollten insbesondere Führungspersonen darauf achten, die Teammitglieder aktiv einzuladen und ihre Wertschätzung zu zeigen. Bei hierarchisch niedriger positionierten Personen besteht das Risiko, dass wertvolle fachliche Perspektiven für den Versorgungsprozess möglicherweise nicht geteilt werden. Einladende Aussagen könnten beispielsweise lauten: »Was denkt ihr?« oder »Hat sonst noch jemand eine Idee?«. Bei größeren Teams besteht das Risiko, dass offene Fragen unbeantwortet bleiben, trotz der Aufforderung, da sich niemand traut, sich zu Wort zu melden. Um dem entgegenzuwirken, können Teammitglieder direkt mit ihren Namen angesprochen werden, wie zum Beispiel: »Daniela, was ist dein Vorschlag?«. Zudem hat sich gezeigt, dass die konsequente Verwendung von teambezogenen Personalpronomen wie »wir« oder »uns« die Teaminklusion stärken kann. Die Wertschätzung von Beiträgen kann durch einfache Aussagen wie »Danke für deinen Beitrag« oder »gute Idee« zum Ausdruck gebracht werden. Es ist wichtig zu betonen, dass auch Vorschläge geschätzt werden sollten, die möglicherweise nicht in den Behandlungsprozess integriert werden. Im besten Fall wird eine Begründung für die Entscheidung geliefert, damit die Gedankengänge nachvollziehbar sind (z. B. »Danke für euren Beitrag. Aufgrund von XY würde ich Maßnahme B vorziehen«). Es ist essenziell, bei sämtlichen Aussagen einen wohlwollenden und einladenden Ton zu wahren. Insbesondere unter Stressbedingungen kann es vorkommen, dass gut gemeinte

Aussagen schroff oder unhöflich wirken und somit anders verstanden werden als ursprünglich beabsichtigt (Schmutz et al., 2022).

> **Beispiele inklusiver Sprache, die im täglichen Umgang angewendet werden können**
>
> Ganzes Team befragen: »Ich denke, wir sollten XY durchführen, was denkt ihr?«, »Hat sonst noch jemand eine Idee?«
>
> - Teammitglieder direkt ansprechen: »Michael, was denkst du?«, »Kirsten, hast du noch eine Idee?«
> - Bewusste Anwendung von teambezogenen Personalpronomen: »Wir denken, dass …«, »Unsere Überlegung ist…«
> - Wertschätzung von Beiträgen: »Vielen Dank für deinen Input.«, »Guter Vorschlag!«, »Danke für deinen Beitrag. Aufgrund von XY würde ich Maßnahme B vorziehen.«

3.2 Interprofessionelle Kommunikation

Eine funktionierende interprofessionelle Kommunikation zwischen Pflegefachpersonen und weiteren Berufsgruppen ist für eine erfolgreiche, sichere Behandlung und die Zufriedenheit der Patientinnen und Patienten essenziell. Interprofessionelle Kommunikation erfolgt in synchroner und asynchroner Weise. Unter asynchroner Kommunikation werden Kommunikationswege über Kurven, Dokumentation, Tafeln, schriftliche oder digitale Anordnungen verstanden. Die synchrone Kommunikation beschreibt den persönlichen Austausch in Echtzeit – bei Visiten, Übergaben oder spontaner Kommunikation im Arbeitsalltag. Diese Form nutzt das gesprochene Wort und übermittelt durch Gestik, Tonfall, Haltung und Körpersprache weitere Botschaften. Heterogene Zugänge zum Aufgabenfeld und unterschiedliche Erwartungen erschweren eine effektive interprofessionelle Kommunikation.

Eine ideale Übergabe stellt sowohl für Pflegefachpersonen als auch für Ärztinnen und Ärzte eine ruhige, standardisierte, kurze und gut organisierte Kommunikationssituation dar. Diese sollte alle medizinischen Diagnosen sowie bis zum Übergabezeitpunkt erfolgten Interventionen umfassen. Die Bedeutung von Face-to-Face-Kommunikation in der Übergabesituation ist hoch, wobei eine strukturierte Organisation mit einem kleinen, verantwortlichen Personenkreis als förderlich für die Sicherheit des Informationsaustausches angesehen wird. Ein kurzer Austausch der relevanten Informationen steht im Mittelpunkt, Diskussionen über vorherrschende Arbeitsweisen oder Prozesse sollten vermieden werden (Rosenthal-Schleicher & Meißner, 2017).

Kommunikation stärken

Es gilt, die interprofessionelle Kommunikation durch nachfolgend dargelegte Aspekte zu stärken:

- *Vorurteilen entgegenwirken:* Eine Basis der interprofessionellen Zusammenarbeit ist es, dass Vorurteile gegenüber anderen Berufsgruppen bereits in der Ausbildung aus dem Weg geräumt werden (Fliedner & Eychmüller, 2016).
- *Wertschätzung:* Grundlegende Achtung, eine gegenseitige Kenntnis der Stärken und Schwächen und eine Wertschätzung der Kompetenzen der jeweils anderen Berufsgruppe sind dabei essenziell. Führungskräfte leben diesen Ansatz modellhaft, authentisch und unterstützend vor (Fliedner & Eychmüller, 2016). Wertschätzung hat zwei Komponenten: Sie manifestiert sich zum einen im Umgangston, zum anderen spielt sie dann eine Rolle, wen die Aufgabenverteilung nicht klar, fair und zweckvoll ist. Ein nicht wertschätzender Ton ist eher ein Symptom denn die Ursache von Missstimmung zwischen den Berufsgruppen (Campenhausen, 2020). Ein Arbeitsklima, das von Professionalität und Wertschätzung geprägt ist, fördert auch die Entwicklung von Mitarbeitenden (Böll et al., 2022).
- *Organisationsstruktur:* Die Positionierung der Berufsgruppen innerhalb der Organisationsstruktur orientiert sich mehr an der für die Versorgungen erforderlichen Kompetenz als an traditionellen Herrschaftsbereichen. Aufgaben, Kompetenzen und Abläufe sind klar und greifen im Idealfall wie Zahnräder ineinander. Die Handlungen und Therapieentscheidungen konstruktiv zu hinterfragen ist zulässig und erwünscht (Fliedner & Eychmüller, 2016). Alle Beteiligten kennen die Prozesse und haben das gemeinsame Ziel, Patientinnen und Patienten qualitativ hochwertig zu behandeln vor Augen und tauschen sich regelmäßig darüber aus (Campenhausen, 2020). Über die Erstellung von Checklisten mit z. B. Tageszielen kann Klarheit geschaffen werden. Kommunikationstraining verbessert die Kompetenzen. Bei Konflikten können Mediationspersonen einbezogen werden (Böll et al., 2022).
- *Modelle:* Von Modellbereichen wie der Intensivmedizin und Palliativversorgung, in denen Interprofessionalität bereits umgesetzt, gelebt und teilweise auch bereits wissenschaftlich evaluiert wird, gilt es zu lernen, um die tägliche Arbeitsroutine positiv zu beeinflussen (Fliedner & Eychmüller, 2016).

Interventionen

Interprofessionelle Kommunikation hat letztlich zum Ziel, die Einzigartigkeit und Qualitäten des anderen zu kennen und zu schätzen – und für die Patientenbetreuung zu nutzen. Interprofessionalität im beruflichen Alltag zu leben und sichtbar zu machen, kann sich in verschiedenen Interventionen zeigen, in denen die Beteiligten ihre Stärken nutzen und einbringen können (Fliedner & Eychmüller, 2016):

- Kennen der eigenen Rolle und der Aufgaben der beteiligten Berufsgruppen,
- gemeinsame Vorbereitung auf Gespräche,

- die eigene Perspektive zur Diskussion stellen und eine gemeinsame Perspektive auf Patientinnen und Patienten entwickeln,
- gemeinsame Durchführung von Visiten in unterschiedlicher Dominanz der Rollen (beispielsweise Gesprächsführung nicht nur durch Ärztinnen und Ärzte) (▶ Kap. 4.2.2),
- Erstellung eines gemeinsamen Behandlungs- und Betreuungsplans möglichst in Kooperation mit Patientinnen und Patienten,
- Berufsgruppenübergreifende Fortbildung (▶ Kap. 4.1.1) und
- gemeinsame Besprechungen (▶ Kap. 4.2.1).

Zudem kann eine eigene Vorbereitung kommunikativer Situationen eine Orientierung im Prozess geben und eine innere Haltung bilden. Folgende Leitfragen können dabei helfen (GQMG, 2020):

- Bin ich auf das Gespräch vorbereitet?
- Bin ich präsent?
- Verstehe ich das Gegenüber?
- Habe ich das Richtige gesagt und habe ich es richtig gesagt?
- Fehlt etwas Wichtiges?

Eine gute interprofessionelle Kommunikation ist geprägt von folgenden Kriterien (Böll et al., 2022; Campenhausen, 2020):

Gelungene interprofessionelle Kommunikation

- Der Umgang ist sachlich unter Verwendung einer emotionsarmen Sachebene.
- Die Beteiligten verwenden eine (gemeinsame) Fachsprache.
- Die Sprache ist menschlich und von Respekt geprägt.
- Wünsche und Bedürfnisse werden in einer Ich-Botschaft formuliert.
- Wichtiges wird von weniger Wichtigem deutlich unterschieden.
- Das Wissen wird von einer Berufsgruppe zu anderen weitergegeben, dadurch werden Konflikte verringert.
- Die Kommunikation ist lösungsorientiert und kostet weniger Zeit.
- Es herrscht eine ausgeprägte Reflexionsbereitschaft.
- Es gibt einen stetigen Austausch, damit alle Beteiligten den gleichen Kenntnisstand haben.
- Hierarchien werden durch eine horizontale Kommunikationsstruktur abgebaut.

Neugebauer et al. unterscheiden drei Kommunikationsformen (Neugebauer et al., 2022) (▶ Abb. 1):

Eine spontan-anlassbezogene Kommunikation wird häufig in Form von spontanen Zusammenkünften oder dem Einholen einer Zweitmeinung ausgeführt. Sie ist ein wichtiges Element zur Stärkung der Teamarbeit und um die Sichtweise der anderen Berufsgruppe zu verstehen. Ein spontaner Austausch erlaubt neben dem fachlichen Wissenstransfer auch einen Vertrauens- und Beziehungsaufbau und darüber die Stärkung einer patientengerechten Versorgung. Diese anlassbezogene, teilweise informelle Kom-

Spontan-anlassbezogene Kommunikation

munikation wird von den Berufsgruppen wertgeschätzt und gefördert. Methoden aus dem agilen Arbeiten sind ein *daily* oder ein *huddle* als kurze, morgendliche Teambesprechungen, um alle Teammitglieder auf den neusten Stand zu bringen und die nächsten Schritte zu besprechen mit dem Ziel, dass im Anschluss alle Mitarbeitenden die Prioritäten des Tages kennen. Studien weisen darauf hin, dass Ärzte und Ärztinnen eine informelle, ungeplante Kommunikation bevorzugen, um zeitsparend, flexibel und situationsbezogen handeln zu können. Neben verbaler Kommunikation werden dafür von den Berufsgruppen auch Nachrichten über Messengersysteme auf digitalen Endgeräten eingesetzt. Der spontane, bedarfsorientierte Austausch ermöglicht besonders den Pflegefachpersonen und anderen Gesundheitsfachberufen die Integration ihrer Expertise in die Versorgung von Patientinnen und Patienten. Berufliche Erfahrung und das Vertrauen in die eigenen Kompetenzen können sich positiv auf den gegenseitigen Respekt und die Zusammenarbeit auswirken. Dies kann den Professionellen helfen, Unsicherheiten in der Versorgung von Patientinnen und Patienten sowie Unklarheiten über die Verantwortlichkeiten und Rollen besser zu besprechen. Räumliche Nähe fördert den spontanen Austausch, der besonders bei komplexen Versorgungsproblemen als wichtig erachtet wird. Direkte Informationswege und eine Politik der offenen Türen erleichtern die interprofessionelle Kommunikation. Eine gemeinsame Ansiedelung unter einem Dach, z. B. in Gesundheitszentren oder festen Teamstrukturen, wird daher als maßgeblich für die Realisierung dieser Kommunikationsform gesehen. Ein hoher Anteil informeller Kommunikation kann sich allerdings auch negativ auf die wahrgenommene Qualität eben dieser Kommunikation auswirken. Ein durch hohe Behandlungsbedarfe ausgelöster Zeitdruck bei den Beschäftigten begünstigt die Entstehung informeller Kommunikation. Insbesondere bei komplexen Behandlungsfällen und hohem Rücksprachebedarf entsteht ein Bedürfnis nach einem fokussierten und strukturierten Austausch. Der transparente Umgang mit Informationen sowie ein gegenseitiges Verständnis ist notwendig, um zeitnahes Handeln zu fördern (Neugebauer et al., 2022).

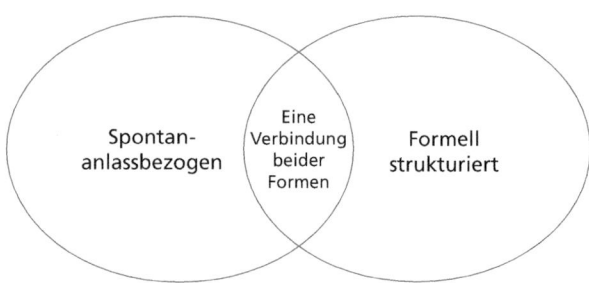

Abb. 1: Die drei Kommunikationsformen nach Neugebauer (Neugebauer et al., 2022)

formell-strukturierte Kommunikation

Teambesprechungen werden von den Gesundheitsfachberufen als optimales Mittel für den Austausch von versorgungsrelevanten Informationen angesehen. Hier können über die reine Informationsvermittlung hinaus Wissen und Ansichten ausgetauscht und diskutiert werden. Eine reflexive, professionsübergreifende Fallbesprechung ermöglicht eine erweiterte Sicht auf Patientinnen und Patienten und deren gesundheitliche Situation. Essenziell ist es dabei, ein offenes Klima herzustellen, in dem sich alle am Versorgungsprozess beteiligten Akteure gleichermaßen einbringen können. Ärzte beschreiben sich selbst in einer Studie als Supervisoren oder leitende Protagonisten, die die Angehörigen anderer Berufsgruppen anleiten und beaufsichtigen sowie Kommunikation initiieren. Ein kollaborativer Kommunikationsprozess unter Einbezug der Fähigkeiten und Erfahrungen von Pflegefachpersonen wird mit dieser Sichtweise erschwert. Pflegefachpersonen zeigen sich zudem als weniger bereit, Empfehlungen und Anmerkungen der Ärzte anzunehmen, wenn sie den Eindruck haben, dass ihre Expertise und Beiträge für die Patientenversorgung seitens der Ärzte keine Anerkennung finden. Speziell Pflegefachpersonen und medizinische Fachangestellte erachten einen klaren und eindeutigen Informationsaustausch als grundlegend für eine gute Kommunikation. Reguläre Besprechungen sind oft nicht durch Leitfäden o. ä. strukturiert. Ein unstrukturierter Ablauf kann jedoch zu Missverständnissen und auch Frust bei den Teilnehmenden führen und die Ziele durch ein stark individualisiertes Kommunikationsverhalten überlagert werden. Kommunikation wird dann nicht dafür genutzt, um Versorgung und Aufgaben zu koordinieren. Mischen und Weglassen von Informationen kann eine uneindeutige Kommunikation und damit eine unkoordinierte Versorgung begünstigen (Neugebauer et al., 2022).

Im Kontext interprofessioneller Interaktion und Kommunikation ist es wichtig, die Rollen, Rituale und Konzepte zu verstehen, die in der eigenen und der anderen Berufsgruppe sozialisiert und historisch definiert wurden. Konzepte in der Medizin werden z. B. über die Abstrahierung von Krankheit über pathophysiologische und genetische Mechanismen und letztlich medizinische Diagnosen definiert. Die pflegerische Perspektive konzentriert sich in z. B. Pflegediagnosen eher auf Selbstversorgungsdefizite und auf salutogenetische Faktoren in der Förderung des Selbstmanagements. In der interprofessionellen Kommunikation geht es darum, diese Konzepte nicht konkurrierend, sondern in Verbindung miteinander zu betrachten, um Patientinnen und Patienten eine Erklärung für die aktuelle Situation zu ermöglichen und einen Weg zu einem gemeinsam definierten Ziel aufzuzeigen. Pflegefachpersonen wird mehr die Rolle des praktischen Tuns zugeschrieben – organisierend, koordinierend, in praktischer Umsetzung. Ärztinnen und Ärzte erfahren ihre Handlungssicherheit eher durch theoretische Grundlagenarbeit und das Hinzuziehen von Forschungsergebnissen in die Therapieschritte. Hier braucht es einen Paradigmenwechsel hin zu einer gemeinsamen Zielsetzung einer evidenzbasierten, umfassenden Patientenversorgung (Fliedner & Eychmüller, 2016). *Pflege und Medizin*

Im Zusammenhang mit der vielfältigen Kommunikation zwischen den Berufsgruppen werden nicht nur unterschiedliche Erwartungen und der Umgang mit Konflikten genannt, sondern auch sprachliche Barrieren. Beide Berufsgruppen verwenden einen spezifischen Fachjargon, der sich ohne gemeinsame Ausbildung weiter voneinander entfernen kann. Dies kann zu *(Fach)Sprache* sprachlichen Missverständnissen und einer ineffektiven Kommunikation führen. Zusätzlich verschärfen sprachliche Barrieren aufgrund der Globalisierung und der Durchmischung von Berufsgruppen aus verschiedenen Ländern die Informationsweitergabe. Unterschiedliche Muttersprachen und mangelnde Sprachkompetenz in der Landessprache können zu Frustration und einem erhöhten Risiko von Informationsverlusten führen. Die Sprachkultur, geprägt durch ethnische und soziokulturelle Einflüsse, kann zu unterschiedlichen Bedeutungsnuancen von Begriffen führen (Rosenthal-Schleicher & Meißner, 2017).

Hierarchie Die bestehende Barriere zwischen Ärztinnen und Ärzten und Pflegefachpersonen manifestiert sich in mehreren Aspekten, wobei die Hierarchie eine wesentliche Rolle spielt. Ärztinnen und Ärzte geben Anordnungen und erwarten oftmals eine reibungslose Umsetzung ohne Diskussionen oder Verweigerungen. Dies kann zu einer unpersönlichen Kommunikation bezüglich der Patientenversorgung führen. Die historische Entwicklung der Zusammenarbeit ist ebenfalls relevant, da Pflegefachpersonen in der Vergangenheit oft in einer untergeordneten Position arbeiteten. Dies führte zu einem Mangel an Selbstvertrauen und einem fehlenden Vertrauen der Ärzte in die Kompetenzen der Pflegefachpersonen. Selbst in der gegenwärtigen Zeit zweifeln Ärztinnen und Ärzte oft an den pflegerischen Beobachtungen, bis sie selbst eine Untersuchung an der Patientin oder am Patienten durchgeführt haben. Pflegefachpersonen können ihrerseits Ärztinnen und Ärzten ausweichen und Unwohlsein empfinden, wenn diese als Team auf eine Station kommen. Gleichzeitig äußern Pflegefachpersonen den Wunsch nach einem intensiveren Austausch und betonen die Bedeutung des direkten Gesprächs, um wichtige Informationen über die Patienten weiterzugeben (Rosenthal-Schleicher & Meißner, 2017).

Störendes Verhalten Ein zentrales Problem liegt in der unterschiedlichen Art der Kommunikation zwischen den Gesundheits(fach)berufen. Während einige Pflegefachpersonen angeben, dass Ärztinnen und Ärzte ihnen aufmerksam zuhören und ihre Krankenbeobachtungen ernst nehmen, äußern andere Pflegefachpersonen das Gefühl, nicht ernst genommen zu werden, wenn sie Ärztinnen und Ärzte um Unterstützung bitten, um Anliegen in der Patientenversorgung zu kommunizieren. Störendes Verhalten zwischen den Berufsgruppen kann zu einem Informationsverlust führen, was ein erhöhtes Risiko für Patientensicherheit und Wohlbefinden mit sich bringt. Störendes Verhalten, wie Schreien, respektlose Interaktion und abfällige Sprache, ist eine häufige Erscheinung und kann auf beiden Seiten auftreten. Es besteht jedoch eine unterschiedliche Qualität in diesen Verhaltensweisen. Störendes ärztliches Verhalten zeigt sich oft plötzlich, offen und endet zügig. Im Gegensatz dazu ist störendes Verhalten von Pflegefachpersonen häufig passiv-aggressiv und subtil und kann das Versorgungsergebnis der Patientinnen und Patienten nachhaltig negativ beeinflussen. Diese Dynamiken gilt es zu verstehen und gezielte Maßnahmen zu ergreifen, um die Kommunikation und Zusammenarbeit zu verbessern (Rosenthal-Schleicher & Meißner, 2017).

Ethische Konflikte Ethische Konflikte entstehen häufig durch ausgelassene oder vermiedene Gespräche zwischen den Gesundheits(fach)berufen über die ethische Relevanz der Patientenversorgung. In einer Zeit, in der technische und pharmazeutische Versorgungsmöglichkeiten zunehmen und gleichzeitig ökonomische Effizienz angestrebt wird, gewinnt diese besonders an Bedeutung. Uneinigkeiten zwischen den Berufsgruppen bezüglich moralischer Aspekte der Patientenversorgung sind insbesondere in hochkomplexen klinischen Situationen zu erwarten, in denen viele Expertinnen und Experten involviert sind und Unsicherheit herrscht. Das Ignorieren solcher Meinungsverschiedenheiten kann zu chronischen Konflikten führen und die Basis für ineffektive Kommunikation bilden. Ethische Konflikte und gestörtes Vertrauen zwischen den Berufsgruppen haben demnach direkte Auswirkungen auf die Versorgungsqualität und Patientensicherheit. Trotz Hinweisen darauf, dass sowohl pflegerisches als auch ärztliches Personal frühzeitig ethische Konfliktsituationen erkennen kann, kommt es dennoch häufig zu dieser geschilderten Problematik (Rosenthal-Schleicher & Meißner, 2017).

Akademisierte Pflegefachpersonen werden als Förderer interprofessioneller Kommunikation beschrieben. In Diskussionen mit Ärztinnen und Ärzten können sie die pflegerische Perspektive besser vertreten, was zu effektiveren Lösungen für das gesamte Team führt. Zudem sind sie in der Lage, unterschiedliche intraprofessionelle Expertenmeinungen zu koordinieren und zu integrieren (Rosenthal-Schleicher & Meißner, 2017).

Akademisierung

3.3 SBAR

Im Gesundheitswesen ist die Weitergabe von patientenrelevanten Informationen ein zentraler Prozess. Korrekte, vollständige, verständliche Kommunikation ist eine entscheidende Voraussetzung für fehlerfreie Abläufe und Patientensicherheit. Eine Patientin oder ein Patient wird nicht immer von den gleichen Personengruppen und am gleichen Ort betreut. Es ist daher essenziell, an den Übergabepunkten alle wichtigen Informationen ohne wesentliche Verluste oder Änderungen zu übergeben. Etwa vier von fünf ernsthaften Fehlern im Behandlungsablauf sind auf Kommunikationsfehler in Übergabesituationen zurückzuführen. Ähnlich verhält es sich bei vermeidbaren unerwünschten Ereignissen. Eine strukturierte und fokussierte Kommunikation kann dem entgegenwirken, fehlerfreie Kommunikation unterstützen und Risiken in Übergabesituationen minimieren. Mit einem Tool wie SBAR kann eine gemeinsame Struktur und Sprache geschaffen werden. Ein strukturierter Umgang unterstützt zudem das Vertrauen der beteiligten Personen in ihre kommunikativen Fähigkeiten (GQMG, 2020).

Das Kommunikationsinstrument SBAR stammt aus dem angloamerikanischen Raum. In ursprünglicher Form diente SBAR dazu, in der US-Navy der Reduktion von Missverständnissen in der Kommunikation entgegenzuwirken.

Kommunikationsinstrument zur Reduktion von Missverständnissen

2003 wurde es erstmals im deutschsprachigen Raum eingeführt und in Hochrisikobereichen wie der Luftfahrt, der Feuerwehr oder dem Rettungsdienst genutzt. Im Gesundheitsbereich will die Anwendung das Verständnis zwischen den Gesundheits(fach)berufen steigern und Kommunikationsunterschiede ausgleichen. SBAR ist ein Akronym für einen strukturierten Ablauf aus Beschreibung von Situation, Background/Hintergrund, Assessment/Einschätzung und Recommendation/Empfehlung (▶ Tab. 4 und ▶ Tab. 5). S steht für Situation. Die beteiligten Personen identifizieren sich und aktuelle Situation wird beschrieben. B steht für Background, hier wird die Vorgeschichte kurz präsentiert. A steht für Assessment und schildert die Gesamtsituation sowie die eigene Einschätzung. Bei R für Recommendation werden Vorschläge für das weitere Vorgehen besprochen und Fragen geklärt (GQMG, 2020; Loosli & Müller, 2019).

Tab. 4: SBAR

Akronym	Bedeutung	Leitfragen
S	Situation	Was ist passiert?
B	Background	Was ist der Hintergrund/die Vorgeschichte?
A	Assessment	Was ist vermutlich das Problem?
R	Recommendation	Was ist zu tun?

Effekte von SBAR

Der Einsatz von SBAR führt zu

- einer Verbesserung der Kommunikation,
- verbesserter Zusammenarbeit im Team,
- positiverem Arbeitsklima,
- vermindertem Risiko von Kommunikationsfehlern,
- einer stärkeren Sensibilität von Risikoereignissen,
- mehr Qualität in der Dokumentation bei besonderen Vorkommnissen und
- einer Stärkung der Kommunikationsqualität von insbesondere unerfahrenen Mitarbeitenden.

Es gibt zudem Hinweise auf positive Effekte für die Versorgung mit reduzierten Wiederaufnahmen und geringeren Sterberaten auf der Intensivstation. Der Einsatz von SBAR wird von der WHO und internationalen Fachgesellschaften empfohlen (GQMG, 2020). SBAR fördert eine strukturierte, organisierte und integrierte Kommunikation, die die benötigten Inhalte besser widerspiegelt als ohne Strukturhilfe. Zudem bietet SBAR die Möglichkeit, ein gemeinsames mentales Modell zum gegenseitigen Verständnis zu schaffen. Zudem kann die Effektivität der Informationen durch Rückfragen und Fragen nach dem richtigen Verständnis gesteigert werden (Rosenthal-Schleicher & Meißner, 2017).

Tab. 5: Kernelemente und Leitfragen SBAR (GQMG, 2020)

Akronym	Kernelemente und Leitfragen
S	**SITUATION** **Beschreibe die Situation.** • Dein Name, Funktion, Station. Beschreibe kurz das aktuelle Problem und wann es begonnen hat. • Hier ist [eigener Name] Es geht um [Patientin/Patient, Name, Alter] auf [Station mit Zimmernummer] • Ich benötige ungefähr [Minuten], um mit Ihnen zu sprechen – [wenn nicht jetzt, wann passt es Ihnen?] • Ich habe die Patientin/den Patienten gerade gesehen. Die Situation ist folgende [Bewusstseinszustand, Kooperationsfähigkeit] Vitalzeichen sind [RR], [Puls], [Atemfrequenz], [Temperatur] Ich mache mir Sorgen, weil […].
B	**HINTERGRUND (BACKGROUND)** **Beschreibe den Hintergrund.** • Haupt- und Nebendiagnosen sowie relevante klinische Hintergrundinformationen (Medikamente, Konsile, laufende Behandlungen) • Die Patientin/Der Patient ist hier, weil [wie lange, weswegen und Verlauf in einem Satz] Besonderheiten dazu sind […].
A	**EINSCHÄTZUNG (Assessment)** **Gib eine Einschätzung.** • Ich denke, das wesentliche Problem/Anliegen ist [Beschreibung körperlicher/kognitiver/emotionaler/ funktionaler/ pflegebezogener Einschätzung]. Wesentliche Veränderung seit der letzten Beurteilung bezüglich des aktuellen Problems sind […] • Personenbezogene Veränderungen: Vitalzeichen, kardio-respiratorisch, neurologisch, Bewegungsapparat, Haut, Schmerz, Medikamente, psychosoziale, spirituell, Schlaf, kognitiv, mentaler Status, Verhalten, Ernährung, Flüssigkeitszufuhr Veränderungen der Umwelt: Organisation, Abläufe, Entlassung, soziale/familiäre Unterstützung • Ich glaube, es handelt sich um […]
R	**EMPFEHLUNG (Recommendation)** **Mach Empfehlungen.** • Basierend auf dieser Einschätzung, bitte ich darum, dass wir […] unterbrechen/fortführen/die Entlassung vorbereiten/das Entlassungsdatum verschieben/ noch einmal hinsichtlich […] untersuchen. • Treffen von verbindlichen Absprachen • Soll ich schon irgendetwas tun oder vorbereiten? Brauchen wir noch etwas?

SBAR ist ein Kommunikationsinstrument für Übergabesituationen und Meldungen. Die Meldung erfolgt ohne Unterbrechung und sollte maximal zwei Minuten dauern. Um wirksam zu werden, muss SBAR als Tool verbindlich durch die Leitungsebene eingeführt sein. Das Schema lässt sich

Einsatzszenarien

auf einrichtungstypische Gegebenheiten anpassen. Alle Beteiligten werden durch theoretische und praktische Schulung mit dem Thema vertraut gemacht (GQMG, 2020).

SBAR kann in folgenden Szenarien zum Einsatz kommen:

- Meldung kritischer Situationen
- Übergabe zwischen den Schichten
- Personalwechsel
- Patientenvorstellung bei der Visite
- Verlegung auf eine andere Station
- Telefongespräch mit Behandlern im ambulanten Sektor
- Übergabe zwischen OP, Aufwachraum und Transportdienst
- Übergabe von Patientinnen und Patienten vom Rettungsdienst an die Klinik
- Einstieg in eine ausführliche Fallbesprechung
- Strukturieren der Dokumentation (GQMG, 2020; Thien, 2021)

SBAR hat vielfältige Einsatzfelder und eignet sich für eine vollständige Weitergabe von Informationen, nicht aber für Alarmsituationen wie z. B. Reanimationen. Besonders in komplexen Situationen sollten weitere Spezialinstrumente zum Einsatz kommen, z. B. im Rettungsdienst das ABCDE-Schema oder ein Ampelsystem. Auch zu Ausbildungszwecken kann SBAR eingesetzt werden (GQMG, 2020).

3.4   I-PASS

Die meisten Behandlungsfehler im Gesundheitswesen sind Folge einer unzureichenden Kommunikation. Insbesondere bei der Übergabe gehen mitunter Informationen verloren, was für Patientinnen und Patienten negative Folgen haben kann. I-PASS bietet ein strukturiertes Protokoll, das feste Grundsätze für die mündliche und schriftliche Übergabe von Patientinnen und Patienten im Schichtbetrieb des Krankenhauses festlegt. Damit kann die Häufigkeit von Behandlungsfehlern gesenkt werden.

I-PASS Handoff Bundle — Das vollständige I-PASS Handoff Bundle dient der Einführung einer standardisierten Übergabe im akutstationären Setting. Es wurde entwickelt von Ausbildenden aus der Pädiatrie, Forschenden aus dem Gesundheitswesen und Krankenhausmitarbeitenden. I-PASS eignet sich für mündliche und schriftliche Übergaben und kann in die Dokumentation eingebunden werden.

Fünf Schritte — Das I-PASS Schema besteht aus fünf Schritten (▶ Tab. 6). I-PASS betrachtet den aktuellen Gesundheitszustand von Patientinnen und Patienten, um den Fokus für die Übergabe zu setzen. Dazu wird eine Klassifikation eingesetzt, die je nach Institution auch variieren kann:

Tab. 6: I-PASS

Akronym	Kernelemente	
I	Illness Severity	Aktueller Gesundheitszustand
P	Patient Summary	Zusammenfassung
A	Actions Items	To-Do-Liste erstellen
S	Situation Awareness and Contigency Plans	Fakten kennen und Handhabung möglicher Probleme skizzieren
S	Synthesis by Receiver	Zusammenfassung des Gehörten

- *Stable*: stabile gesundheitliche Situation
- *Watcher*: Risiko einer Verschlechterung
- *Unstable*: instabile Gesundheitssituation

P befasst sich mit einer kurzen und präzisen Zusammenfassung von Aufnahmegrund, Vorgeschichte, und Verlauf. Dieser Schritt dient dazu, den aktuellen Behandlungsplan zu reflektieren und offene Aufgaben für die nächste Schicht zu definieren. Durch neue Erkenntnisse aus Assessments, Diagnostik und Änderungen der Therapiestrategie wird die Zusammenfassung in jeder Übergabe angepasst. Für eine gute Nachvollziehbarkeit für neue Mitarbeitende wird stets der Hauptgrund der Aufnahme genannt.

A beinhaltet die Erstellung einer Aufgabenliste für die nächste Schicht. Hier werden Zeitplan, Prioritätslevel und die verantwortliche Person definiert. Um Missverständnisse zu vermeiden, wird auch notiert, wenn keine Aufgaben geplant sind.

S beschreibt mit der Situation Awareness, dass alle Mitarbeitenden im Behandlungsteam die Fakten zum Status der Patientinnen und Patienten und die Umgebungsfaktoren kennen sollen. Die Alternativpläne beinhalten, dass als Team Vermutungen darüber angestellt werden, wie möglicherweise auftretende Probleme gehandhabt werden. Dieses Vorgehen stellt sicher, dass das Team auf mögliche Veränderungen vorbereitet ist und handeln kann.

Das zweite S bildet den Abschluss der Übergabe, indem das übernehmende Team das Gehörte kurz zusammenfasst. Hier kann gezeigt werden, dass die Informationen erhalten und verstanden wurden. Zudem werden so der Informations- und Verantwortungstransfer und die Möglichkeit für Fragen sichergestellt.

Für den Einsatz des I-PASS ist eine Schulung in den Kommunikationstechniken und der Checkliste nötig. Best-Practice-Beispiel können die alltägliche Anwendung illustrieren und diese kann zusätzlich in Rollenspielen geübt werden. Die gemeinsame Zielsetzung im Team und der Zusammenhang von effizienter Kommunikation und der Reduktion von Behandlungsfehlern werden dabei verdeutlicht. Es gibt digitale Module für ein unabhängiges Erlernen des Tools. Mit einer Begleitkampagne und Refreshern sollte die Grundidee immer wieder aufgegriffen und vertieft werden (Loosli & Müller, 2019).

3.5 CEESAR

Menschliche Leistung wird von zahlreichen Faktoren geprägt. Neben Erfahrung und Fachkompetenz spielen Persönlichkeitsmerkmale, spezifische Fertigkeiten, aber auch unsere situative Wahrnehmung sowie die zum Zeitpunkt der Leistung verfügbaren Ressourcen eine wesentliche Rolle. Das Modell CEESAR definiert diese Faktoren und bietet damit die Basis zur Eigen- oder Fremdanalyse menschlicher Leistung. Ziel ist die konstruktive und differenzierte Reflexion individueller Stärken und Schwächen zur langfristigen Optimierung der persönlichen Gesamtleistung (D. Marx, 2021). Darüber kann auch die Gesamtleistung eines Teams gestärkt und Informationsverluste vermieden werden.

Tab. 7: CEESAR

Akronym	Kernelemente	
C	Competence	Kompetenz
E	Ego	Persönlichkeit
E	Experience	Erfahrung
S	Skills	Fertigkeiten
A	Awareness	Aufmerksamkeit
R	Ressources	Ressourcen

Marx geht davon aus, dass die Abbildung menschlicher Leistung eine situative Momentaufnahme ist. Die Betrachtung und Analyse von Situationen im Rückblick beinhalten daher eine Variabilität. Mit der Aufschlüsselung in einzelne Faktoren kann die Betrachtung strukturierter und differenzierter gelingen. Der Entwicklungsprozess wird durch die Selbst- und Fremdreflexion unterstützt. Sinnvoll ist vorab eine Zielklärung, um die Anforderungen an die zu erbringende Leistung genauer definieren zu können (D. Marx, 2021).

Anteile menschlicher Leistung

Menschliche Leistung kann in drei Anteile aufgeteilt werden: Der erste Anteil beschreibt die fachlich-theoretische Expertise – das Fachwissen bestehend aus Allgemeinbildung, einem Hintergrundwissen und einer fachlichen Expertise. Der zweite Anteil beschreibt manuelle Fertigkeiten und Techniken, die über Training und praktische Erfahrung entstehen. Der dritte Anteil besteht aus mehreren Faktoren:

- Ein Denk- und Handlungsmuster, welches die charakterliche Prägung ausmacht
- Kulturelle und soziale Einflussfaktoren
- Situative Wahrnehmung mit der kognitiven Verarbeitung von Sinneseindrücken
- Kommunikative und interpersonelle Kompetenzen

3.5 CEESAR

Aus dieser »Trilogie der Performance« ergeben sich gemeinsam mit der Fähigkeit zur Selbstreflexion und der bewussten Auseinandersetzung mit möglichen Belastungen oder Einschränkungen das CEESAR-Modell (D. Marx, 2021). CEESAR kann nach Abschluss einer gemeinsamen Tätigkeit unter Einbezug des gesamten Teams angewendet werden. ▶ Tab. 7 und ▶ Tab. 8 erläutern die einzelnen Schritte dieses Tools.

Tab. 8: Kernelemente und Leitfragen CEESAR

Akronym	Kernelemente und Leitfragen
C	**Competence** • Know-how, Fachwissen, Merkhilfen, Checklisten • Hattest Du das richtige Fachwissen für die Aufgabe? Bestand ein Wissensdefizit? • Empfehlung: Bilde Dich fort und bleibe auf dem aktuellen Stand.
E	**Ego** • Einstellungen, Emotionen, Denkmuster, Motivation Selbstreflexion: Stand ich mir selbst im Weg? • Empfehlung: Lerne Dich kennen, hinterfrage Deine Motive.
E	**Experience** • Vergleichbare Situationen, Heuristik und Intuition • Mangelte es an Erfahrung? Fehlen Handlungsmuster? • Empfehlung: Sammle Erfahrung, trainiere regelmäßig und lerne aus Situationen und Fehlern.
S	**Skills** • Training komplexer Techniken und Manöver • Hatten alle das richtige Training für die Aufgabe? • Empfehlung: Nimm regelmäßig an Skills- und Simulationstrainings teil.
A	**Awareness** • Vollständige und objektive Wahrnehmung • Wurde etwas falsch aufgenommen oder übersehen? Waren alle ausreichend konzentriert? • Empfehlung: Achte auf Deine Umgebung, sieh genau hin, höre genau zu.
R	**Resources** • Interne und externe Ressourcen • Persönlich: Workload, kognitive Ressourcen? • Strukturell: Delegation, Antizipation, Material, Technik? • Gabe es mangelhafte oder ungenutzte Ressourcen? • Empfehlung: Kenne, nutze, verteile und kommuniziere Deine Ressourcen.

3.6 Debriefing

Debriefing ist ein strukturiertes Gespräch, das unmittelbar nach wichtigen oder belastenden Ereignissen oder Situationen in der Gesundheitsversorgung stattfindet. Es ermöglicht Pflegefachpersonen, ihre Gedanken, Emotionen und Erfahrungen zu teilen, um diese zu reflektieren und zu verarbeiten.

Ziel des Debriefings ist es, das individuelle und das kollektive Lernen zu fördern, die psychische Gesundheit im Team zu stärken und darüber die Patientenversorgung zu verbessern. Es trägt dazu bei, Fehler und unerwünschte Ereignisse zu identifizieren, die Kommunikation und das Teamverhalten zu verbessern, das Lernen aus Erfahrungen zu fördern und die Mitarbeiterzufriedenheit zu steigern. Mitarbeiter, die die Möglichkeit haben, ihre Erfahrungen in einem strukturierten Debriefing zu teilen, erleben eine bessere psychische Gesundheit und fühlen sich von ihrer Organisation besser unterstützt (Rudolph et al., 2006). Pflegefachpersonen arbeiten häufig in belastenden und emotional herausfordernden Situationen. Debriefing hat daher eine besondere Bedeutung, um den professionellen Umgang mit diesen Situationen zu fördern, das psychische Wohlbefinden der Pflegefachpersonen zu stärken und Situationen im Team zu reflektieren. Es wird sich zum einen ein besseres Verständnis für die Situation der Patientinnen und Patienten und eine gesteigerte Sensibilität für deren emotionalen Zustand erhofft. Zum anderen kann ein Debriefing potenzielle Risiken und Fehlerquellen identifizieren. Dies ermöglicht es, geeignete Maßnahmen zur Fehlerprävention zu ergreifen und die Patientensicherheit zu steigern.

Die erfolgreiche Implementierung des Debriefings erfordert ein strukturiertes Vorgehen. Es ist wichtig, klare Richtlinien und Verfahren für das Debriefing festzulegen, geeignete Räumlichkeiten bereitzustellen und qualifizierte Personen einzusetzen, um die Sitzungen zu leiten. Die Schulung der Mitarbeiter in den Prinzipien des Debriefings ist ebenfalls entscheidend. Die folgenden Fragen können helfen ein Debriefing zu strukturieren:

Rückschau, Evaluation und Planung

- Mit was für einem Fall hatten wir es zu tun?
- Kann jemand den Fall kurz zusammenfassen?
- Was haben wir als Team gut gemacht und warum?
- Was hat nicht so gut funktioniert und warum?
- Was wollen wir an unserer Zusammenarbeit beibehalten?
- Was würde uns dabei helfen, das nächste Mal besser zusammenzuarbeiten?
- Was werden wir als Team das nächste Mal anders machen?

Debriefing nach einem wichtigen oder belastenden Ereignis bedeutet nicht, dass eine Person direktiv sagt, was positiv und was negativ war, sondern, dass ein Team gemeinsam die gut gelungenen sowie verbesserungswürdigen Aspekte der Versorgung herausarbeitet. Wichtig ist dabei, nicht nur negative Aspekte zu besprechen, sondern sich in den positiven Punkten zu bestärken. Das effektive

Leiten von Debriefings ist ein wichtiges Thema in der Weiterbildung von Gesundheits(fach)berufen. Die Vereinigung Debrief2Learn (www.debrief2learn.org) bietet frei zugänglich weitere Ressourcen in englischer Sprache zu verschiedensten Themen rund um Debriefings an (Schmutz et al., 2022).

Debriefing wird auch in Simulationstrainings in Ausbildungskontexten eingesetzt. Es dient hier ebenso einer Analyse und Reflexion und will Lernergebnisse nach dem durchgespielten Szenario sichern. Ein *hot debriefing* erfolgt direkt nach Abschluss des Szenarios mit allen am Training Beteiligten und umfasst aktuelle Emotionen, Reaktionen und fachliche Fragen. *Cold debriefing* als spätere Nachbesprechung ist weniger datenorientiert und emotionale Aspekte stehen weniger im Mittelpunkt. Für ein effektives Debriefing nach Simulationstraining werden fünf Kernpunkte beschreiben: Erstens ist es essenziell, eine wirksame Lernatmosphäre herzustellen, in der sich Lernende sicher fühlen können. Zweitens gilt es, diese effektive Lernatmosphäre beizubehalten, indem Ziele des Debriefings, Rollen und Erwartungen klar dargelegt werden und den Lernenden stets wertschätzend begegnet wird. Drittens wird dem Debriefing ein geregelter Aufbau und Ablauf gegeben, der sich an den drei folgenden Abschnitten orientiert. Zuerst werden die direkten Reaktionen und Emotionen aus dem Simulationsszenario erfasst. Danach werden die Beobachtungen und Rückmeldungen analysiert und abschließend die gewonnenen Erkenntnisse zusammengefasst. Das vierte Kernelement ist eine Motivation der Lernenden zu intensiven Dialogen, damit sie ihre Einstellungen reflektieren und dadurch Verbesserungsvorschläge geben können. Fünftens gilt es, die Performance Gap zu erfassen und zu differenzieren. Dazu wird ein konkretes Feedback zu den Leistungen gegeben. Lernende werden darin unterstützt, gute Ergebnisse zu erlangen und diese zukünftig auch beibehalten (Hackstein et al., 2016).

> **Debriefing-Regeln**
>
> - Wir hören einander zu.
> - Wir argumentieren sachlich.
> - Wir nutzen Ich-Botschaften.
> - Wir tolerieren andere Meinungen.
> - Wir zeigen Wertschätzung füreinander.
> - Wir werden nur gemeinsam besser.

3.7 SINNHAFT

Die Übergabe an der Schnittstelle zur Notaufnahme hat besondere Bedeutung. Die Übergabe schließt die präklinische Versorgung ab und bildet die Basis zur Weitergabe wichtiger Informationen, um eine bestmögliche Versorgung zu gewährleisten. Die Merkhilfe SINNHAFT integriert Aspekte des Crew Ressource Management und stellt die aktuelle Grundlage einer standardisierten Übergabe an der Nahtstelle Rettungsdienst zur Notaufnahme dar. Verläuft die Übergabe an dieser Stellung in der Versorgung nicht standardisiert und ohne Konzentration auf die Inhalte der Informationsweitergabe, so verliert sie an Wirkung. Patientensicherheit, Mitarbeiterzufriedenheit, Teamwork, Effizienz und Informationsfluss werden negativ beeinflusst (Gräff et al., 2023). ▶ Tab. 9 zeigt die Kernelement und Leitfragen der Merkhilfe auf.

Tab. 9: Kernelemente und Leitfragen von SINNHAFT (Gräff et al., 2023)

Akronym	Kernelemente und Leitfragen
S	**Start** • Lautes Aussprechen des Wortes »Start« durch aufnehmende Person als klares Signal • Face-to-face-Kommunikationssituation in wertschätzend-freundlicher Atmosphäre • Nach Möglichkeit sind Tätigkeiten an der Patientin oder am Patienten zu vermeiden
I	**Identifikation** Geschlecht, Nachname und Alter
N	**Notfallereignis** • Was? Leitsymptome/Verdachtsdiagnose • Wie? Ursache • Wann? Zeitpunkt des Ereignisses • Optional: Wo? Ort/Auffindesituation
N	**Notfallpriorität** auf der Basis des ABCDE-Schemas mit Untersuchungsbefunden und Vitalparametern
H	**Handlungen:** durchgeführte Maßnahme in Verbindung mit der Notfallpriorität, Zeitpunkt/Dosis/Umfang, ggf. bewusst unterlassene Handlungen
A	**Anamnese** Vorerkrankungen, Medikation, Allergien, Infektion, Soziales, Organisatorisches, Besonderheiten
F	**Fazit** Wiederholung durch aufnehmendes Team: Rekapitulation von Identifikation, Notfallereignis, Notfallpriorität – Handlung als closed-loop-Kommunikation
T	**Teamfragen** Option für zusätzliche Fragen des aufnehmenden Teams

Die Dauer der Übergabe einer komplexen Patientin oder eines komplexen Patienten sollte maximal 120 Sekunden in Anspruch nehmen. Sind Informationen nicht vorhanden, wird dies als derzeit unbekannt erwähnt (Gräff et al., 2023).

3.8 Fazit

Durch die Zusammenarbeit verschiedener Gesundheits(fach)berufe wird eine umfassende und ganzheitliche Patientenversorgung ermöglicht. Jede Berufsgruppe trägt ihre spezifischen Kenntnisse und Fähigkeiten bei, um sicherzustellen, dass alle Aspekte der Gesundheit und Pflege abgedeckt sind. In diesem dritten Kapitel ist deutlich geworden, welche wesentliche Rolle die interprofessionelle Kommunikation einnimmt. Effektive Kommunikation zwischen verschiedenen Berufsgruppen erleichtert den Informationsaustausch und verbessert die Effizienz der Abläufe im Gesundheitswesen. Dies kann zu schnelleren Entscheidungsprozessen, reibungsloseren Arbeitsabläufen und letztendlich zu einer effizienteren und hochwertigen Patientenversorgung führen.

Im Kontext Team und dessen Elementen, Funktionen und Teamkompetenzen werden die Besonderheiten dieser Arbeitsform und die Verflechtungen mit dem Thema Kommunikation hervorgehoben. Gute Kommunikation ist eine Kernkompetenz in Teams im Gesundheitswesen: sachlich, respektvoll, menschlich, fachsprachlich, in Ich-Botschaften, präzise, lösungsorientiert, reflektiert und horizontal gerichtet. Mit der Unterscheidung von spontan-anlassbezogener und formell-strukturierter Kommunikation lassen sich Kommunikationssituationen besser unterscheiden und in ihren Intentionen analysieren. Eine klare und offene Kommunikation trägt dazu bei, dass alle Teammitglieder ein gemeinsames Verständnis der Bedürfnisse und Ziele der Patientinnen und Patienten haben.

Die Tools SBAR, I-PASS, CEESAR, SINNHAFT und Debriefing unterstützen gute und effektive Kommunikationssituationen. Die Wirkung von Kommunikation und Kommunikationstools auf Patientensicherheit, Fehlerprävention, Arbeitsklima und Qualität ist gut erkennbar. Zur Umsetzung braucht es auf der individuellen Ebene Wissen und Übung sowie auf der institutionellen Ebene eine weitreichende Implementierungsstrategie. Interprofessionelle Kommunikation schafft zudem eine Umgebung, in der Gesundheits(fach)berufe voneinander, miteinander und übereinander lernen können. Der Austausch von Wissen und Erfahrungen trägt zur kontinuierlichen beruflichen Entwicklung bei und fördert innovative Ansätze in der Patientenversorgung.

Lernaufgaben

1. Welche Aspekte prägen eine gelungene interprofessionelle Kommunikation?
2. Erläutern Sie das Konzept der inklusiven Sprache im Kontext interprofessioneller Kommunikation?
3. Was bedeuten die Buchstaben des SBAR?
4. In welchen Situationen kann SBAR eingesetzt werden und für welche eignet es sich nicht?

5. Was bedeuten die Buchstaben des I-PASS?
6. Was bedeuten die Buchstaben des CEESAR?
7. Wie lauten die Debriefing-Regeln? In welchen Situationen wird ein Debriefing angewendet?

Reflexionsaufgaben

1. Denken Sie an die letzte Verlegung einer Patientin oder eines Patienten zurück und notieren Sie sich Eckdaten zur Situation. Wenden Sie den SBAR auf die Situation an und nehmen Sie eine mündliche Übergabe als Sprachmemo auf. Überprüfen Sie beim erneuten Anhören, ob alle Elemente berücksichtigt wurden.
2. Denken Sie an die letzte Übergabe zurück. Wie kann die bisherige Struktur auf das I-PASS angepasst werden? Welche Chancen und Hürden sehen Sie bei der Implementierung?
3. Welche wichtigen oder belastenden Situationen begegnen Ihnen im Arbeitsalltag mit dem interprofessionellen Team? Inwiefern könnte ein Debriefing hier hilfreich sein?

Zum Weiterlesen

Böhmer-Breuer, R. (2023). Aufbauwissen Pflege Lebensweltorientierung (1. Auflage). Aufbauwissen Pflege. Elsevier.

GQMG (2021). Grundregeln der Kommunikation: Arbeitshilfe Bessere Kommunikation 1. https://www.gqmg.de/publikationen/ (abgerufen am 16.03.2024).

Rosenthal-Schleicher, K. & Meißner, A. (2017). »Wenn zwei sich streiten, leidet der Dritte«: Herausforderungen und Chancen im interprofessionellen Dialog zwischen pflegerischen und ärztlichen Kolleginnen und Kollegen. Pflegewissenschaft, 19(9/10), 440–448. https://doi.org/10.3936/1527

4 Konzepte im interprofessionellen Lernen und Handeln

Interprofessionelles Lernen und Handeln zeigt sich vielerorts im beruflichen Alltag von Pflegefachpersonen – von ungeplant bis geplant, von zufällig bis strukturiert implementiert. Konzepte interprofessionellen Lernens und Handelns wollen die Gesundheitsversorgung stärken. Was braucht es dafür konkret? Welche Kompetenzen sind nötig? Welche strukturellen Voraussetzungen müssen implementiert werden?

Der erste Abschnitt dieses vierten Kapitels stellt das interprofessionelle Lernen in den Mittelpunkt und zeigt zunächst die Kernelemente, den Umsetzungsstand, notwendige interprofessionelle Kompetenzen, Einflussfaktoren und Organisationsfaktoren auf, um einen Überblick zu geben. Für die konkrete Umsetzung werden dann die Charakteristika interprofessioneller Ausbildungsstationen und interprofessioneller Simulationstrainings sowie Lehrprojekte zu interprofessionellen Kernkompetenzen und im ethischen Kontext gezeigt. Ein Exkurs nach Schweden erweitert den internationalen Blick.

Davon ausgehend, dass interprofessionelles Lernen die Basis für das Handeln darstellt, folgen im zweiten Teil des Kapitels Versorgungskonzepte der interprofessionellen Zusammenarbeit aus allen Settings. Neben Fallkonferenzen und der interprofessionellen Visite finden hier Ausführungen zu Gesundheitszentren einen Platz.

In diesem Kapitel wurden einige Praxisbeispiele aus dem Sammelband »Sternstunden interprofessioneller Zusammenarbeit im Gesundheitswesen« (Joswig et al., 2019) zur Verfügung gestellt. Dieser Band enthält Geschichten aus dem Gesundheitswesen und thematisiert die interprofessionellen Beziehungen. Sie sollen als Quelle für Gedankenanstöße dienen. Dabei werden die Geschichten zweimal erzählt: einmal mit mehr oder weniger unglücklichem (I), einmal mit glücklicherem Verlauf (II).

4.1 Interprofessionelles Lernen

Praxisbeispiel I

»Es dauert lange, bis sich die Professorin für Physiotherapie Hannah X., die Professorin für Pflege Susanne Y. und der Professor einer medizinischen Fakultät Ferdinand Z. von jeweils unterschiedlichen Hochschulen auf einen gemeinsamen Treffpunkt und Termin für ein erstes Arbeitsgruppentreffen einigen können. Selbstredend wird sich der Fairness halber auf die »Mitte« verständigt. Begleitet von Hunger und Durst machen sich also Hannah und Susanne auf den für beide deutlich längeren Weg zur medizinischen Fakultät.

Wartend im Besprechungsraum, werfen Hannah und Susanne einen Blick auf das sich kulinarisch darbietende Angebot aus ofenfrischen Keksen und köstlich duftenden Kaffeespezialitäten – natürlich bio! Die Studierenden der drei Professionen, die im Rahmen der interprofessionellen Lehre das Format Peer Teaching übernehmen sollen, warten ebenso. Nach 20 Minuten hetzt Ferdinand herein. Er komme gerade aus dem OP. Natürlich ist dies den Medizinstudierenden kein Novum. Die Sitzung beginnt mit einer Diskussion über Umgangsformen im Arbeitskreis. Thematisiert werden tradierte Rollenmuster und Berufshabitus der einzelnen Professionen. Verhaltensregeln für die Kommunikation in der Gruppe werden protokollarisch festgehalten. Die anwesenden Studierenden sind zunächst irritiert von der Intensität der aufkeimenden Emotionen, schlussendlich jedoch mit den getroffenen Absprachen zufrieden.

Die Arbeitsgruppe plant für das kommende Semester eine interprofessionelle Ringvorlesung sowie mehrere darauf abgestimmte interprofessionelle Seminare, die in Form von Peer Teaching durchgeführt werden sollen. Es erweist sich als schwierig, Lehrende zu gewinnen, die außerhalb ihres Lehrdeputats eine interprofessionelle Veranstaltung anbieten wollen und können. Schließlich erbarmen sich Hannah, Susanne und Ferdinand, selbst einen Großteil der professoralen Lehre abzudecken. Helfer für das Seminar mit Peer Teaching sind schnell gefunden, da mehrere studentische Mitarbeiter mit der organisatorischen und inhaltlichen Begleitung der Veranstaltungen beauftragt werden.

Für die Veranstaltungen müssen nun die Orte festgelegt werden. Da die beteiligten Hochschulen recht weit voneinander entfernt sind, erweist sich diese Aufgabe als logistische Herausforderung. Man entscheidet sich – von Ferdinands Zähneknirschen begleitet – dafür, die Ringvorlesungen an rotierenden Standorten an allen beteiligten Hochschulen anzubieten. Bei der Evaluation zeigte sich, dass die Veranstaltungen an der Hochschule mit der ungünstigsten Verkehrsanbindung am geringfügigsten besucht wurden (übernommen aus Joswig et al., 2019).

Praxisbeispiel II

Es dauert nicht lange, bis sich die Professorin für Physiotherapie Hannah X., die Professorin für Pflege Susanne Y. und der Professor einer medizinischen Fakultät Ferdinand Z. von jeweils unterschiedlichen Hochschulen auf einen gemeinsamen Treffpunkt und Termin für ein Arbeitsgruppentreffen einigen können: Alle Standorte verfügen glücklicherweise über ein Videokonferenzsystem, welches durch seine innovative Technologie eine hohe Interaktion ermöglicht. Es erkennt nicht nur die Teilnehmer im Videokonferenzraum, sondern erfasst automatisch den aktiven Sprecher. Aufgrund der raumgebundenen Videokonferenzsysteme stehen die Räumlichkeiten bereits fest und bieten aufgrund der dezentralen Aufteilung der Studierenden ausreichende Sitzmöglichkeiten. Durch die verkürzte Anreise kommen alle Beteiligten wohlgestärkt und pünktlich; ausgenommen Ferdinand – er kommt aber nur zwei Minuten später, da er die Bedienung des Videokonferenzsystems einkalkuliert hatte.

Die Sitzung beginnt mit einer Diskussion über Umgangsformen im Arbeitskreis. Thematisiert werden tradierte Rollenmuster und Berufshabitus der einzelnen Professionen. Das Gespräch klingt harmonisch aus. Verhaltensregeln für die Kommunikation in der Gruppe werden protokollarisch festgehalten. Die Studierenden erhielten von Hannah, Susanne und Ferdinand rechtzeitig vor diesem Termin eine kurze Projektbeschreibung und nahmen an der Onlinebefragung zum Projekt »Interprofessionelle Lehre« teil. Hierbei wurden bisherige Kenntnisse und Erfahrungen interprofessioneller Zusammenarbeit erfragt, sodass ein zielgruppenorientiertes Konzept angeboten werden konnte. Die Arbeitsgruppe plant für das kommende Semester eine interprofessionelle Ringvorlesung sowie mehrere darauf abgestimmte interprofessionelle Seminare, die im Peer Teaching durchgeführt werden sollen. Alle teilnehmenden Hochschulen und Ausbildungseinrichtungen verfügen über das intelligente Videokonferenzsystem. Für die Veranstaltungen sind lediglich die Räume im zentralen Buchungssystem zu reservieren. Da übliche Reisezeiten auftreten, lassen sich renommierte Lehrende problemlos rekrutieren. Neugierig auf die kommenden Veranstaltungen, muss spontan ein Losverfahren eingesetzt werden, da nicht alle Studierenden als Peer Teacher eingebunden werden können.

Bei der Aufteilung der Studierenden in die Seminargruppen ist es erforderlich, aus einer großen Kohorte an Medizinstudierenden und kleineren Kohorten der anderen Professionen sinnvoll zusammenarbeitende Kleingruppen zu bilden. In der Evaluation war zu erkennen, dass die Studierenden die zahlenmäßige Überlegenheit der Medizinstudierenden wahrgenommen, aber nicht als unangenehm oder einschränkend empfunden haben. Begründet liegt dies in der räumlichen Distanz. Überdies haben die Lehrenden alle Studierenden ermutigt, sich aktiv einzubringen. Die Diskussionsbeiträge ließen sich deutlich gleichberechtigter koordinieren. Ein recht ausgeglichener Diskurs auf Augenhöhe war die Folge. Im Nachgang stellte sich heraus, dass alle Veranstaltungen gleichmäßig gut besucht wurden.« (übernommen aus Joswig et al., 2019).

4.1.1 Von-, mit- und übereinander lernen

Die Herausforderungen im Gesundheitswesen sind hinlänglich bekannt: die Zahl der chronisch kranken und multimorbiden Personen wird steigen, der demografische Wandel verändert die Zahl derer, die Leistungen im Gesund-

Verknüpfung von Versorgung und Bildung

heitswesen in Anspruch nehmen, wie auch die Zahl jener, die diese professionell erbringen werden. Der Grad der Ambulantisierung steigt und wird politisch forciert (Klotz, 2019). Die Diskussion zur Interprofessionalität zeigt, dass es eine gemeinsame Betrachtung der Merkmale und Bedingungen interprofessionellen Lernens und der interprofessionellen Zusammenarbeit braucht. Der Bildungs- und der Versorgungsbereich verfolgen unterschiedliche Ziele und haben heterogene Strukturen – dennoch ist Lernen als ein lebenslanger Prozess eine Verbindung zwischen diesen beiden Bereichen und wird durch die Akademisierung der Gesundheitsberufe verstärkt (Walkenhorst & Hollweg, 2023).

Um die umfangreichen Aufgaben für Patientinnen und Patienten mit komplexen Versorgungsbedarfen adäquat und qualitativ hochwertig bewältigen zu können, benötigen Pflegefachpersonen über die jeweilige Fachkenntnis hinaus bestimmte Fähigkeiten und Kompetenzen. Das Gesamtbild mit den Aufgaben aller beteiligten Gesundheits(fach)berufe muss deutlicher werden. Dazu ist auch ein Überblick über die Rollen, Kompetenzen und Zuständigkeiten der anderen beteiligten Berufsgruppen notwendig (▶ Kap. 2). Neben einer positiven Einstellung zur Teamarbeit sind eine gemeinsame Führung, die Fähigkeit zur interprofessionellen Kommunikation und der professionelle Umgang mit Konflikten essenzielle interprofessionelle Kompetenzen. Daraus leitet sich die wissenschafts- und bildungspolitische Forderung nach einer stärkeren Verknüpfung von Versorgung und Bildung ab. Ausbildungssysteme sollen sich in eine interprofessionelle Richtung hin öffnen und die monoprofessionellen Silos verlassen (Behrend et al., 2019; Schmitz et al., 2020).

Interprofessionelles Lernen als Grundlage

Interprofessionelles Lernen wird als Grundlage und Voraussetzung für interprofessionelle Zusammenarbeit beschrieben (Pfisterer-Heise, 2020). International hat sich der Begriff der Interprofessional Education (IPE) etabliert. IPE beinhaltet, dass »zwei oder mehrere Berufsgruppen von-, mit- und übereinander lernen« (CAIPE, 2021). Ziel ist dabei eine Verbesserung der Qualität der Versorgung und der interprofessionellen Zusammenarbeit. Selbstverständlich wird eine Zusammenarbeit in der täglichen Arbeit erst dann, wenn unterschiedliche Berufsgruppen interprofessionell ausgebildet werden und gleichwertig an der Gestaltung der gesundheitlichen Versorgung beteiligt sind (Geppert-Orthofer, 2021). Empfehlungen für IPE wurden von verschiedenen Expertengremien aufgegriffen und nationale Empfehlungen für die künftige Kooperation und Ausbildung der Gesundheitsberufe abgeleitet: z. B. Gutachten des Sachverständigenrats zur Begutachtung der Entwicklung im Gesundheitswesen 2007, 2009, 2012 und 2023 oder das Memorandum der Robert Bosch Stiftung von 2011. Internationale Richtlinien für die interprofessionelle Zusammenarbeit bestehen schon einige Zeit. Sie sind zu finden in den Berichten der WHO, dem Lancet Commission Report und bei verschiedenen Organisationen, die sich mit Fragen von Ausbildung und Zusammenarbeit beschäftigen (z. B. The Centre for the Advancement of Interprofessional Education CAIPE) (Mahler et al., 2014).

Vor dem Jahr 2015 waren Angebote zur interprofessionellen Lehre in Deutschland lediglich auf einzelne Pilotprojekte beschränkt. In den letzten Jahren hat sich in Deutschland ein Trend zu vermehrten Angeboten von IPE abgezeichnet, der durch zahlreiche initiierte und teilweise curricular verankerte Lehrprojekte unterstützt wird, welche das gemeinsame Lernen mehrerer Berufsgruppen ermöglichen. Diese Entwicklung spiegelt sich deutlich in den Ziel- und Kompetenzbeschreibungen zur Regulierung der Ausbildungen der Gesundheitsprofessionen wider. Interprofessionalität wird nun vermehrt als Thema behandelt und in ausgewählten Ausbildungsverordnungen liegen erstmals Richtlinien zu IPE vor. An einem nationalen Konzept zur Umsetzung und Implementierung von IPE mangelt es allerdings nach wie vor. Die langfristige und längsschnittlich-curriculare Verstetigung interprofessioneller Formate stellt nach dem Auslaufen von Anschub- und Drittmittelfinanzierungen, wie beispielsweise durch die Förderlinie »Operation Team« der Robert Bosch Stiftung, für viele Institutionen und Fakultäten eine Herausforderung dar. Eine Hürde ist die mangelnde Refinanzierung personeller Ressourcen. Es besteht die Sorge, dass diese Initiativen im Bereich der IPE sowie deren wissenschaftliche Erforschung langfristig wirkungslos bleiben könnten, wenn die strukturellen Bedingungen in den Gesundheits- und Bildungseinrichtungen eine dauerhafte Implementierung nicht ermöglichen. Darüber hinaus fehlen derzeit geeignete Methoden zur Übertragung interprofessioneller Lehrinhalte auf die tatsächliche Anwendung in der späteren Berufspraxis. Es zeichnet sich ab, dass nachhaltige Effekte von IPE zur Verbesserung der Versorgungspraxis durch gezielte Maßnahmen zur Förderung interprofessioneller kooperativer Praxis unterstützt werden müssen (Kaap-Fröhlich et al., 2022).

Beispielhafte Rahmenpapiere unterstützen die Förderung interprofessioneller Kompetenzen in der Aus-, Fort- und Weiterbildung (Jünger, 2019):

- Working Paper der Careum Stiftung »Umrisse einer neuen Gesundheitsbildungspolitik«
- Positionspapier »Interprofessionalität in der medizinischen Ausbildung« der Bundesvertretung der Medizinstudierenden in Deutschland e. V. (bvmd)
- Allianz für Gesundheitskompetenz – gemeinsame Erklärung
- Nationaler Aktionsplan Gesundheitskompetenz

IPE ist dabei mehr als das Addieren unterschiedlicher Professionen und Disziplinen. Vielmehr steht die Interaktion im Vordergrund, bei der Gesundheits(fach)berufe sich gegenseitig kennen- und voneinander lernen. Interprofessionalität als Thema kann in einer Berufsgruppe gelehrt werden, gleichwohl kann es auch als Lernmethode bei anderen Themen zum Einsatz kommen. IPE kann an allen Lernorten – Berufsschule, Hochschule, Praxis und SkillsLab – verwendet werden. Effektive IPE findet in einem mehrstufigen Prozess statt, bei dem mit fortschreitendem Ausbildungsstand auch die Kompetenzen und interprofessionellen Aktivitäten steigen. Der persönliche Kontakt beim gemeinsamen Lernen soll Vorurteile abbauen, die Anerkennung der Expertise der anderen Professionen erhöhen und das gemeinsame, übergeordnete Ziel, die Patientenorientierung, stärken (Behrend et al., 2019; Charles et al., 2010; Sottas et al., 2017). Der Kontakt allein ist nicht für die Ergebnisse verantwortlich. Es stehen die affektiven Komponenten im Gruppenprozess wie auch im Kontakt innerhalb der Gruppe im Fokus. Für positive Effekte empfiehlt sich die Reihenfolge, zunächst Ängste und Befürchtungen abzubauen, dann die Empathie zu fördern und im Anschluss Wissen über die andere Berufsgruppe zu fördern und ihre Perspektive zu übernehmen (Mahler, 2021). Lernen geschieht im Dialog, in der Interaktion mit anderen Lernenden und Lehrenden. Im konstruktivistischen Sinne entwickeln die Lernenden in der Zusammenarbeit ein gemeinsames Verständnis von einem zuvor unbekannten Sachverhalt oder einer Problemlösung. Das interaktive Lernen ist in das Soziale eingebunden und so angelegt, das gemeinsam aktiv Inhalte erarbeitet werden. Essenziell ist dabei das schlussfolgernde Denken in der Auseinandersetzung mit den Gedankengängen anderer. Gemeinsame Problemlösung adressiert drei Ebenen (Jünger, 2019):

- Informationsaustausch (»information sharing«)
- Aushandeln (»negotiating«)
- Reflexion und Regulation (»regulation«)

▶ Tab. 10 zeigt eine Klassifikation interprofessioneller Lehrformate mit ihren Methoden (Sottas, 2020).

Tab. 10: Klassifikation interprofessioneller Lehrformate

Klassifikation	Methoden	Stufe
Theoriebasiertes Lernen	Vorlesungen/Seminare in Konzeption und Evidenz von IPE, normative Dimension, Sensibilisierung, Einführung	I
Austauschbasiertes Lernen	Problemlösung, Seminare, Workshops, Debatten, Spiele, Falldiskussionen	II
Beobachtungsbasiertes Lernen	Mitlaufen im Alltag einer Fachperson, über die Schulter schauen in der Berufspraxis, Shadowing	III
Simulationsbasiertes Lernen	Rollenspiele, Skills- und Simulationstraining in komplexer Form	IV
Handlungsbasiertes Lernen	problembasiertes Lernen, fallbasiertes Lernen, gemeinsame Forschung und Projekte	V
Praxisbasiertes Lernen	Praktische interprofessionelle Übungen in realitätsnahem Arbeitsumfeld	VI

Interprofessionelle Kompetenzen

Interprofessionelle Zusammenarbeit ist also die Entwicklung einer integrierten und kohäsiven Gesundheitsversorgung, die den Bedürfnissen von Patientinnen und Patienten gerecht wird. Für eine effektive Zusammenarbeit im Team braucht es interprofessionelle Kompetenzen und adäquate Rahmenbedingungen. Interprofessionelle Handlungsstrukturen und Versorgungsleistungen brauchen demzufolge eine Vorbereitung durch interprofessionelle Bildungsprozesse. Dafür sind wiederum die Entwicklung und Umsetzung interprofessioneller Lehr- und Lernformate nötig. Interprofessionelle Kooperation hat mehr Erfolgsaussicht, wenn diese bereits in der Ausbildung und Studium gelehrt wird und im Sinne eines lebenslangen Lernens durch Fort- und Weiterbildung trainiert wird (Walkenhorst & Hollweg, 2023). In der beruflichen Bildung wird der Begriff der Kompetenz als das Vorhandensein von Kenntnissen und Fähigkeiten zur Ausführung einer Handlung verstanden, mit denen berufliche Anforderungen bewältigt werden können (Rüschoff, 2019).

Die WHO hat bereits 2010 sechs interprofessionelle Lerndomänen vorgelegt (WHO, 2010):

- Teamarbeit,
- Rollen und Verantwortlichkeiten,
- Kommunikation,
- Lernen und kritische Reflexion,
- Beziehung mit und Erkennen der Bedürfnisse der Patienten
- sowie ethische Praxis.

Für die interprofessionelle Ausbildung in Deutschland wurden fünf Kompetenzbereiche identifiziert (Behrend et al., 2022; Jünger, 2019):

- Professionelle Rolle und Verantwortlichkeiten im interprofessionellen Team
- Zusammenarbeit im interprofessionellen Team
- Umgang mit Konflikten im interprofessionellen Team
- Kommunikation im interprofessionellen Team
- Patientenzentrierte, effektive und sichere Versorgung im interprofessionellen Team
- Werte und Ethik im interprofessionellen Team

Kompetenzbereiche

Sottas et al. differenzieren Kompetenzniveaus, die aufeinander aufbauen (Sottas et al., 2017):

Kompetenzniveaus

- Basiskompetenzen: wahrnehmen, wertschätzen, kommunizieren, verstehen
- Interprofessionelle Kompetenzen: Konfliktlösung, Rollen inklusive ihrer Verantwortungsbereiche, Kommunikation, Zusammenarbeit im interprofessionellen Team

Ergänzend dazu wird eine Typologie der Kompetenzen unterschieden, die die professionsspezifischen, die gemeinsamen und die interprofessionellen Kompetenzen differenziert (Sottas, 2020):

Kompetenztypologie

- *Professionsspezifische Kompetenzen*: Wissen, Fähigkeiten, Fertigkeiten, die in jeder Berufsgruppe individuell vermittelt werden und die Expertise des Berufs ausmachen und das berufliche Handeln definieren. Schaffen von Methodenkompetenz und Identität, damit Rollenklarheit überhaupt entstehen kann. Erkennen und Wahrnehmen der Vielfalt von Rollen, Aufgaben und Kompetenzen
- *Gemeinsame Kompetenzen*: Recht, Gesundheitspolitik, Ökonomie, Ethik, Kommunikation, Dokumentation, Forschung und Evidenz, Qualitätsmanagement, Selbstbestimmungsrechte und Patientenbeteiligung als Gesundheitssystem-Kompetenz
- *Interprofessionelle Kompetenzen*: Grundprinzipien der Teamarbeit, Organisation und Arbeitsteilung, Schnittstellenmanagement, Wertschätzung, Gruppendynamik, Macht, Konfliktfähigkeit, Praxistransfer, Prozessmoderation, kooperative Führungsprinzipien als Kooperationskompetenzen

Einflussfaktoren und Wirkung

Neben den Kompetenzen beeinflussen weitere Faktoren innerhalb und außerhalb des Behandlungsteams die Zusammenarbeit. Hierzu gehören Machtunterschiede, unterschiedliche Arbeitsstile, Führung, ein Klima der Offenheit sowie Vertrauen und gegenseitiger Respekt. Kontextbedingungen für die Effektivität von interprofessioneller Zusammenarbeit sind ein adäquates Belohnungs-, Trainings- und Informationssystem, die Teamgestaltung mit Aufgabenstruktur, Zusammensetzung/Größe, Zielen und Normen, Teammeetings sowie die Teamprozesse mit Führung, Monitoring und Unterstützung. Ebenso sind eine individuelle Überzeugung von interprofessioneller Zusammenarbeit und Flexibilität sowie Kommunikationsstrategien und Umgebungsfaktoren wie die Raumgestaltung unterstützend. Damit wird deutlich, dass der Fokus auf die Stärkung interprofessioneller Kompetenzen einen notwendigen, aber nicht hinreichenden Schritt für eine interprofessionelle Zusammenarbeit im Gesundheitswesen darstellt (Pfisterer-Heise, 2020).

Studien zeigen positive Effekte von IPE z. B. in der Wahrnehmung der eigenen Berufsrolle, in der Verdeutlichung der Bedeutung effektiver Kommunikation sowie in der Komplexität von Teamarbeit und Teamentscheidungen. Über den langfristigen Einfluss von IPE auf die spätere Zusammenarbeit und patientenbezogene Outcomeparameter liegt bislang nur wenige Evidenz vor (Jünger, 2019).

Im »Nationalen Mustercurriculum Interprofessionelle Zusammenarbeit und Kommunikation« wurden Themenbereiche für die interprofessionelle Lehre (im Medizinstudium) identifiziert. Mit Hilfe dieser Übersicht (siehe den folgenden Kasten) können (medizinische) Fakultäten ihre Lehrveranstaltungen individuell anhand von verschiedenen Krankheitsbildern, Settings und Problemmustern gestalten. Der Schlaganfall kann beispielsweise sowohl im Setting Notfallambulanz, akutstationärer Versorgung wie auch in der Rehabilitation in Lehrveranstaltungen adressiert werden (Jünger, 2019).

4.1 Interprofessionelles Lernen

> **Versorgungsanlässe**
>
> - Aufnahme
> - Anamnese
> - Dokumentation
> - Übergabe
> - Entlassungsmanagement
> - Sozialrechtliche Entscheidungsfindung
> - Aufklärung
> - Sicherheitskultur und Fehlerkommunikation
> - Visite
> - Fallbesprechung
> - Therapieplanung
> - Klinische Entscheidungsfindung
> - Überbringen schlechter Nachrichten

Bei der Entwicklung, Implementierung und Durchführung interprofessioneller Lehrveranstaltungen tragen bestimmte Faktoren zum Erfolg bei. Ein partizipativer Kooperationsmodus zwischen den beteiligten Ausbildungsinstitutionen, ein konzentriertes Projektmanagement und eine straffe Projektorganisation bilden eine wesentliche Ausgangsbasis für Lernerfolge in interprofessionellen Lehreinheit. Planung, Logistik, Administration und Kooperation der Ausbildungseinrichtungen sind also ebenso wichtig zu betrachten wie die innovative Idee und die inhaltliche Ausgestaltung der Lehreinheit selbst. Vor der Umsetzung muss die ressourcen-, prozess- und strukturbezogene Machbarkeit analysiert werden, damit Organisationsanforderungen realistisch abgebildet und eingeschätzt werden können. Zudem sollte eine Konsentierung der mit der Zusammenarbeit verbundenen Ziele stattfinden und der wechselseitige Nutzen herausgestellt werden. Gemeinsame Ziele umfassen gleichsam Formen der Arbeitsteilung, geteilte Verantwortung und inhaltliche Aufgabenteilung – in instrumenteller oder partizipativ-dialogischer Partnerschaft. Dabei sind neben dem Lehrgegenstand der Interprofessionalität auch die jeweiligen berufseigenen Sicht-, Arbeits- und Interaktionsweisen in der organisatorischen Auseinandersetzung von Bedeutung. Hier entstehen Vermittlungsanforderungen, die für den Erfolg interprofessioneller Lehrveranstaltungen von Bedeutung sind. Die medizinischen Fakultäten werden in einer Schlüsselrolle gesehen. Es sind personelle und sächliche Ressourcen nötig, um interprofessionelle Lehrkonzepte nicht in isolierten Modulen und mit einzelnen Personen abzubilden, sondern als ein Gesamtkonzept zu verstehen und umzusetzen sowie als langfristiges Ziel in Regelcurricula zu verankern (Nock, 2016). International ist IPE z. B. in Kanada, Schweden und Großbritannien seit vielen Jahren in den Bildungswegen der Gesundheitsberufe verankert. Die Lernenden studieren dort gemeinsam an Hochschulen und Universitäten und sind sich räumlich und institutionell nahe (▶ Kap. 4.1.6).

Organisationsanforderungen

Folgende Leitfragen sind zur Planung und Implementierung eines interprofessionellen Curriculums hilfreich (Jünger, 2019):

Leitfragen zur Implementierung eines interprofessionellen Curriculums

- Welche Ressourcen sind an den beteiligten Institutionen vorhanden?
- Wo wäre eine Verortung der interprofessionellen Lehrinhalte im Curriculum möglich?
- Welche Synergien mit bereits laufenden und geplanten Projekten sind möglich?
- Welche Kooperationen mit den Ausbildungseinrichtungen anderer Gesundheitsberufe bestehen bzw. sind möglich?
- Wie ausgeprägt ist die Änderungsbereitschaft in Richtung innovativer Curricula?
- Wie beeinflusst das interprofessionelle Curriculum die Lernkultur bei den Studierenden/Auszubildenden?
- Wie kann Nachhaltigkeit/Anpassung an Veränderungen in der Ausbildung sichergestellt werden?

Fort- und Weiterbildungsbereich

Auch der Fort- und Weiterbildungsbereich der Gesundheitsberufe ist zur Vermittlung von interprofessionellen Kompetenzen geeignet. Dieser Trend manifestiert sich in einem vermehrten Angebot von Fortbildungen zu diesem Themenfeld. Die Konzeption gemeinsamer Fortbildungsveranstaltungen, die verschiedenen Gesundheits(fach)berufen offenstehen, erweist sich als ein erfolgversprechender Ansatz zur Förderung des kooperativen Handelns. Hierbei bieten sich beispielsweise Themen wie Demenz, Rehabilitation, Palliativmedizin sowie Herausforderungen im Bereich der interkulturellen Versorgung an. Der geschützte Rahmen einer Fort- oder Weiterbildungsveranstaltung eröffnet dabei die Möglichkeit, die unterschiedlichen beruflichen Perspektiven eingehend zu diskutieren. Gleichwohl lässt sich konstatieren, dass die Integration in bestehende Bildungsstrukturen mit zahlreichen Herausforderungen einhergeht. Aus diesem Grund beschränkt sich das Angebot interprofessioneller Angebote in der Aus- und Weiterbildung bisher auf punktuelle Maßnahmen. Die Förderlinie »Operation Team – Interprofessionelle Fortbildungen« der Robert Bosch Stiftung hat im Jahr 2015 elf Projekte bundesweit gefördert (Behrend et al., 2019; Nock, 2020).

Beispielprojekte:

- SiHaKo – Stärkung der interprofessionellen Handlungskompetenz durch gemeinsame Lernseminare Pflege & Medizin (München)
- QuiKaB – Qualifizierung zur interprofessionellen Kompetenz im ambulanten Bereich (Dresden)
- Im Dialog – Gemeinsam die Prozesse in der ambulanten Versorgung chronisch kranker und multimorbider Patienten verbessern (Witten-Herdedecke)
- OMiT – Optimale Medikation im interprofessionellen Team (Göttingen)
- PITT – Patientensicherheit durch Interprofessionelles Team Training (Freiburg)

Zudem sind einige Studiengänge mit primär interprofessioneller Ausrichtung entstanden. Die Alice Salomon Hochschule in Berlin bietet seit 2018 den Bachelorstudiengang »Interprofessionelle Gesundheitsversorgung – online (IGo)« an. Das berufsbegleitende onlinebasierte Studium richtet für Berufserfahrene der Pflege, Logopädie, Physiotherapie, Ergotherapie, Diätassistenz, Notfallsanitätsdienst, Heilerziehungspflege und Hebammen. Der Studiengang ist ausgerichtet auf interprofessionelle Gesundheitsversorgung unter Einbezug der von den Studierenden mitgebrachten Praxiserfahrungen. Die Module lassen sich vier Studienbereichen zuordnen: Interprofessionelle Kommunikation, Management interprofessionelle Versorgung, System Gesundheit und Akteure sowie wissenschaftliche Kompetenz. Im fünften Semester entscheiden die Studierenden sich im Wahlpflichtfach für einen der angebotenen Schwerpunkte z. B. Gerontologie, Neurologie oder Pädiatrie. Zum Teil kooperieren Hochschulen mit Akademien für Gesundheitsberufe für einen interprofessionell ausgerichteten Studiengang. Die duale Hochschule Baden-Württemberg Heidenheim bietet hier mit der Akademie für Gesundheitsberufe das duale Studium »Interprofessionelle Gesundheitsversorgung (B. Sc.)« an. Ebenso dual ausgerichtet ist der Studiengang »Interprofessionelle Gesundheitsversorgung (B. Sc.)« der DHBW Lörrach. Die medizinische Fakultät Heidelberg der Universität Heidelberg führt gemeinsam mit der Akademie für Gesundheitsberufe und der Physiotherapieschule der Universität Mannheim »Interprofessionelle Gesundheitsversorgung (B. Sc.)« an. In diesen Modellen werden gleichzeitig Berufszulassungen und erste akademische Grade erworben.

Studiengänge mit interprofessioneller Ausrichtung

Masterstudiengänge mit interprofessioneller Ausrichtung werden z. B. an der Hochschule Fulda (»Interprofessionelles Management in der Gesundheitsversorgung (M. Sc.)« mit den Schwerpunkten Leitung und Führung interprofessioneller Teams, Management der interprofessionellen Gesundheitsversorgung und Forschungsmethoden) und an der Universität Trier (»Interprofessionelle Gesundheitsversorgung (M.Sc.)« mit den Schwerpunkten Advanced Nursing Practice oder Gesundheitsförderung: Intervention und Forschung) angeboten.

4.1.2 Interprofessionelle Ausbildungsstationen

Auf interprofessionellen Ausbildungsstationen (IPSTAs) übernehmen Auszubildende und Studierende der Medizin, Pflege und anderer Gesundheits(fach)berufe gemeinsam und hauptverantwortlich die eigenständige Betreuung und Versorgung von echten Patientinnen und Patienten im klinischen Umfeld. Die Lernenden sind dabei in einer fortgeschrittenen Phase oder kurz vor Ende ihrer Ausbildung oder ihres Studiums. Fälle unterschiedlicher Komplexität werden im Team eigenverantwortlich bearbeitet, Behandlungskonzepte zusammen entwickelt und das Stationsmanagement gemeinsam betrieben. Dabei werden die Lernenden von erfahrenen und speziell geschulten Lernbegleitenden unterstützt. Sie erhalten von ihnen regelmäßig und unmittelbar Feedback. Im Laufe des Tages wird auf interprofessionellen Ausbil-

IPSTA

dungsstationen sowohl mono- als auch interprofessionell gearbeitet (bvmd, 2019; Mette, 2022; Nock, 2020).

Interprofessionelle Ausbildungsstationen nehmen mehrere Ebenen in den Blick. Die (oftmals erstmalig) vollumfänglich übernommene Verantwortung für den Versorgungsprozess von der Aufnahme bis zur Entlassung, gepaart mit dem Fokus auf die interprofessionelle Zusammenarbeit, stellt trotz der Unterstützungsmöglichkeiten im Team hohe Anforderungen an die Lernenden. Die interprofessionelle Zusammenarbeit wird während des Studium und der Ausbildung gefördert, die Verantwortungsübernahme eigener und interprofessioneller Kompetenzbereiche gestärkt, die Zufriedenheit der Lernenden gesteigert und die Attraktivität eines Standortes im Sinne der Personalrekrutierung und -bindung erhöht. Die Finanzierung der interprofessionellen Ausbildungsstationen erfolgt sowohl durch Drittmittel als auch durch haushaltsbezogene Mittel der umsetzenden Institutionen (bvmd, 2019; Kaap-Fröhlich et al., 2022; Mette, 2022).

Ablauf und Struktur

IPSTA-Teams sind wochentags im Früh- und Spätdienst tätig. Weitere Dienste werden vom regulären Stationsteam abgedeckt. Die Dienstpläne werden dabei (zum Teil) von den Lernenden selbst erstellt. Entscheidungen über die Behandlung der Patientinnen und Patienten werden durch die Lernenden im Team getroffen und mit den Lernbegleitenden besprochen. Dies ermöglicht, etwaige Unsicherheiten im Sinne der Patientensicherheit frühzeitig zu klären. Gemeinsame Dokumentation und Übergaben sowie eine kooperative Patientenversorgung sind essenzielle Bestandteile einer IPSTA. Zur Stärkung der Kommunikation werden oftmals Kommunikationstools wie z. B. SBAR (▶ Kap. 3.3) gelehrt und eingeübt. Die korrekte Informationsweitergabe wird auf einer IPSTA täglich praktiziert und so verinnerlicht. Lernbegleitende der beteiligten Berufsgruppen sind entweder ständig auf der Station anwesend oder können in Rufbereitschaft kontaktiert werden.

In Deutschland sind die bisherigen IPSTAs keine organisatorisch eigenständigen Stationen, sondern bestehen aus einer gewissen Bettenanzahl innerhalb einer bestehenden Station. Zwei bis vier Lernende pro beteiligter Berufsgruppe arbeiten in Tandems, die wiederum zwei bis vier Patientinnen und Patienten über vier Wochen betreuen. Auch komplexe Fälle können auf einer IPSTA gründlich und sicher versorgt werden. Den Patientinnen und Patienten sollte zu Beginn die Besonderheiten einer IPSTA erläutert und eine reguläre Behandlung im Falle eines Nicht-Einverständnisses angeboten werden. Die Erfahrungen der bisherigen IPSTAs und Studienergebnisse zeigen, dass Patientinnen und Patienten sowie deren Angehörigen sich eher interessiert und zufrieden mit der intensiven Betreuung zeigen (Mink et al., 2019). IPSTAs können im Prinzip auf Stationen aller Fachrichtungen implementiert werden. Je nach Vorhandensein von Auszubildenden und Studierenden kann eine IPSTA das ganze Jahr über oder nur zu bestimmten Zeiträumen aktiv sein. Ein dauerhafter Betrieb ist nur durch eine hohe Motivation aller Beteiligten und die hinreichende Anzahl von Lernenden gewährleistet – was in der Wahl der Fachrichtung berücksichtigt werden sollte. Rechtlich sind die Lernbegleitenden für die Behandlung der Patientinnen und Patienten verantwortlich, auch wenn diese teilweise von Lernenden durchgeführt wird. Dies entspricht denselben Rechtverhältnissen wie in konventioneller Berufsausbildung und Studium. Die enge Begleitung und die regelmäßigen Besprechungen beugen Fehlern vor (bvmd, 2019; Kaap-Fröhlich et al., 2022).

Wichtige Schritte der Implementierung, wie z. B. die Identifikation der Akteure, die Bildung einer Projektgruppe, das Ressourcenmanagement und die Aufgaben der Lernbegleitenden, hat die Bundesvertretung der Medizinstudierenden in Deutschland e. V. in ihrem Leitfaden »How to IPSTA« zusammengetragen und zum freien Download bereitgestellt (bvmd, 2019). Ebenso hält der Praxisleitfaden von Nock im Auftrag der Robert Bosch Stiftung essentielle Erfahrungen und Empfehlungen zur Umsetzung bereit (Nock, 2018).

Eine Herausforderung besteht in der langfristigen und curricularen Implementierung der geschaffenen Ausbildungsstationen, insbesondere nach dem Auslaufen von Anschubförderungen und der Erweiterung des Angebots. Dies stellt sicher, dass möglichst viele Lernende der Gesundheits(fach)berufe von diesem Ausbildungsformat profitieren können. Eine mögliche Strategie könnte darin bestehen, etablierte monoprofessionelle Lehr- und Lernformate wie klinische Praktika oder Mentoringformate um interprofessionelle Aspekte zu erweitern, um somit vielen Lernenden ein entsprechendes gemeinsames Lernen zu ermöglichen. Interprofessionelle Ausbildungsstationen bringen stets einen gewissen Kulturwandel mit sich und brauchen die Rahmen eines Change Managements für echte Veränderungen in Institutionen, die sich mitunter im Wandel eher sperrig verhalten (Kaap-Fröhlich et al., 2022; Nock, 2018).

Die Mannheimer Interprofessionelle Ausbildungsstation (MIA) war eine der ersten interprofessionellen Ausbildungsstationen in Deutschland. Seit Mitte 2017 lernen und üben Medizinstudierende, Pflege- und Physiotherapeutenauszubildende die interprofessionelle Zusammenarbeit im MIA-Praxiseinsatz. In diesen drei Berufsgruppen ist der Einsatz verpflichtend, die Einsatzlänge variiert zwischen einer und vier Wochen. Sie versorgen gemeinsam zwölf Patientinnen und Patienten mit gastroenterologischen Erkrankungen. Die dabei entstehenden (komplexen) Aufgaben lösen sie im Team weitgehend eigenverantwortlich. Zur Förderung der interprofessionellen Zusammenarbeit und Kommunikation sind im regulären Tagesablauf spezifische Zeitabschnitte vorgesehen, u. a. mit einem eigenen Arbeits- und Besprechungszimmer für Lernende und Lernbegleitende (Mette, 2022).	MIA
Pflegeauszubildende übernehmen um 6 Uhr morgens die Patientinnen und Patienten vom Nachtdienst. Um 07:15 Uhr beginnt der Arbeitstag für die Medizinstudierenden mit der Einholung von Informationen zu den zugeteilten Patientinnen und Patienten und der Blutentnahme. Um 07:45 Uhr kommen die Auszubildenden der Physiotherapie mit Beginn der Frühbesprechung dazu. Hier werden alle anstehenden Schritte der Versorgung, Pflege und Behandlung besprochen. Danach setzen die Pflegeauszubildenden ihre pflegerischen Aufgaben fort, die Physiotherapieauszubildenden planen ihre Behandlungen und die Medizinstudierenden nehmen an der	Ein Tag auf der MIA

ärztlichen Frühbesprechung teil und bereiten im Anschluss die Visite und eventuelle Neuaufnahmen vor. Um 9:00 Uhr wird die interprofessionelle Visite durchgeführt. Vor dem Patientenzimmer findet zunächst eine Besprechung der verantwortlichen Lernenden der drei Berufsgruppen statt. Zur Strukturierung dieses Austauschs verwenden die Lernenden eigens angefertigte Karten, die ihnen helfen, die relevanten Aspekte aus der Perspektive jeder Berufsgruppe sowie die geplanten Diagnostik- und Behandlungsschritte systematisch zu erfassen. Während dieser Besprechung haben die Lernbegleitenden die Möglichkeit, aus dem Hintergrund die Diskussion zu verfolgen und bei Bedarf einzugreifen oder Fragen zu klären. Im Patientenzimmer agieren die Lernenden als primäre Ansprechpersonen für die Patientinnen und Patienten, während die Lernbegleitenden sich im Hintergrund halten. Die zuständigen Medizinstudierenden leiten die Visite und integrieren aktiv die anderen Berufsgruppen in die relevanten Abschnitte des Patientengesprächs. Nach Abschluss der Visite führen die Lernenden berufsspezifische Tätigkeiten im Zusammenhang mit ihren jeweiligen Patientinnen und Patienten durch, z. B. Untersuchungen, Konsilanmeldungen, Überprüfung von Laborergebnissen und Befunden, Pflegeanamnese, Pflegeplanung und physiotherapeutische Behandlungen. In dieser Phase des Prozesses findet häufig informelles interprofessionelles Lernen und Arbeiten statt, beispielsweise durch Beobachtung und Unterstützung bei Tätigkeiten anderer Berufsgruppen. Die Mittagszeit ist für Kennenlernen, Reflexion und Fortbildung reserviert. Abhängig vom Wochentag erfolgt ein 15-minütiger Austausch in der Gruppe, eine kurze Fortbildung zu einem relevanten Thema aus Sicht einer Berufsgruppe oder ein Rückblick auf die interprofessionellen Lern- und Arbeitserlebnisse der Woche. Am Nachmittag, neben den berufsspezifischen Tätigkeiten, findet die Pflegeübergabe von Früh- und Spätschicht sowie die Kurvenvisite in interprofessioneller Besetzung statt. Beides ermöglicht Einblicke in die Patientenversorgung aus verschiedenen Perspektiven und ermöglicht es, alle relevanten Informationen über die Patientinnen und Patienten gemeinsam zu erfassen, zu planen und abzustimmen (Mette, 2022).

> Weitere Beispielprojekte interprofessioneller Ausbildungsstationen:
>
> - HIPSTA – Heidelberger Interprofessionelle Ausbildungsstation in der Allgemein- und Viszeralchirurgie
> - IPAPÄD – Interprofessionelle Ausbildungsstation am Zentrum für Kinder- und Jugendmedizin Freiburg
> - Kinder IPSTA – Interprofessionelle Ausbildungsstation am Universitätsklinikum Bonn
> - NIPSTA – Nürnberger Interprofessionelle Ausbildungsstation in der Gastroenterologie und Viszeralchirurgie
> - IPANEO – Interprofessionelle Ausbildungsstation in der Neonatologie in der München Klinik Schwabing
> - LIPSTA – Lübecker Interprofessionelle Ausbildungsstation

4.1.3 Interprofessionelles Simulationstraining

Mit Blick auf erfolgskritische Entscheidungen ist das enge Ineinandergreifen der am Behandlungsprozess beteiligten Berufsgruppen von hoher Bedeutung. Zur Förderung der interprofessionellen Zusammenarbeit in prototypischen Situationen des Klinikalltags mit hoher Fehleranfälligkeit – z. B. in der Notfallmedizin oder in Übergabesituationen – entstanden einige Lehrformate, die auf Skills Labs und Simulationssettings zurückgreifen. Damit lassen sich entscheidende Handlungsschritte einüben und aufeinander abstimmen (Nock, 2020).

Das Projekt FInKo (Förderung der interprofessionellen Kommunikation) des Instituts für Didaktik und Ausbildungsforschung in der Medizin am Klinikum der Universität München hat seit 2013 zum Ziel, die interprofessionelle Kommunikation für Lernende der Pflege und der Medizin durch gemeinsame Fallbesprechungen und Visitensimulationstrainings zu stärken. In einer Fallbesprechung werden im Team patientenorientierte Lösungen entwickelt und daraus ein interprofessionell abgestimmter Behandlungsplan entwickelt. Dieser Behandlungsplan wird der Patientin oder dem Patienten in einer simulierten Visitensituation vorgestellt. Die Fallbesprechungen und Visitensimulationen werden wiederholt geübt und die erworbenen Kompetenzen in wechselnden und praxisnahen Kontexten angewendet. Teilnehmende von FInKo sind am Ende ihrer Ausbildung oder ihres Studiums bzw. eine teilnehmende Kohorte ist auch im ersten Drittel. Jährlich werden sechs Seminare angeboten mit jeweils 16 Unterrichtseinheiten. Daran nehmen 14 Lernende bei gleichmäßiger Verteilung aus Medizin und Pflege teil. Begleitet wird das Lernen durch ein interprofessionelles Dozierendenteam. Die Lerneinheit beginnt mit dem Erkennen des gemeinsamen Versorgungsauftrags. Hier werden zunächst die Strukturen einer Fallbesprechung, Moderation und Feedback als theoretischer Input eingebracht und ein gegenseitiges Kennenlernen ermöglicht. Im Anschluss werden je eine erste Fallbesprechung und Stationsvisite durchgeführt und reflektiert. Die Zahl der durchzuführenden Fallbesprechungen und Visiten steigt über die Lehreinheit hinweg. Dabei übernehmen die Lernenden auch die Rollen der jeweils anderen Berufsgruppe für einen Perspektivwechsel ein und simulieren die Visiten mit Schauspielpatientinnen und -patienten auf der Basis realer Fälle und in authentischer Lernumgebung. Durch den Einsatz von Videoaufnahmen kann überprüft werden, inwieweit sich die interprofessionelle Kommunikation bei den Lernenden durch die gemeinsamen Fallbesprechungen und Visitensimulationen verbessert (Wershofen & Fischer, o. J.).

FInKo

Auf der Grundlage von FInKo und Adaption an die dortigen Gegebenheiten hat sich am Universitätsklinikum Regensburg in 2019 das Kurskonzept »Gemeinsames Lernen interprofessioneller Skills« (GeLiS) entwickelt. In vier Lerneinheiten von jeweils vier Stunden Dauer trainieren Medizinstudierende im Praktischen Jahr (PJ) und Lernende bzw. Studierende der Pflege zum Ende von Ausbildung und Studium interprofessionelle Kommunikation. Mit dieser Zusammensetzung der Lernenden kann auf ein gewisses Maß an Praxiserfahrung und Verständnis der klinischen Fälle

Aus FInKo wird GeLiS

aufgebaut werden. Die Lehrenden dieses Kurses sind ebenso interprofessionell aufgestellt. Die erste Lehreinheit folgt zunächst der Frage, wann die Lernenden der jeweils anderen Berufsgruppe sich erstmalig begegnet sind und welche Erfahrungen sie im beruflichen Alltag gemacht haben. Mit einem strukturierten und angeleiteten Austausch über Wissens- und Arbeitsprofile, Tätigkeiten sowie Rollen(erwartungen) soll Verständnis hergestellt und Vorurteile abgebaut werden. Daneben steht die Kommunikation mit SBAR (▶ Kap. 3.3) im Fokus. In Lerneinheit zwei und drei werden Fallbesprechungen und Visitensimulationen wie im Vorbild FInKo durchgeführt und in der vierten Lerneinheit auf Station als praktische Übung umgesetzt. Beobachtungen, Feedback und Rollenwechsel stärken die Einnahme verschiedener Perspektiven (Keil et al., 2021).

IN-PRO-SIM Im Simulationsprojekt IN-PRO-SIM© der Berliner Charité in Zusammenarbeit mit der Berliner Feuerwehr stehen Notfallsanitäterinnen und -sanitäter, Pflegefachpersonen und Ärztinnen und Ärzte als zentrale Elemente der Notfallversorgung im Mittelpunkt. Strukturierte Übergaben und eine koordinierte Zusammenarbeit sollen gestärkt und ein Verständnis für die Abläufe in verschiedenen Bereichen der Notfallversorgung geschaffen werden. Die Simulationen decken vier Trainingssituationen ab, in denen die Teilnehmenden in den Bereichen Kommunikation, methodische Fähigkeiten sowie soziale und personale Kompetenzen geschult werden. Das Projekt trägt dazu bei, die Kommunikation zwischen den verschiedenen Berufsgruppen zu optimieren und die Zusammenarbeit zu stärken. Neben den kompetenzbasierten Inhalten legt das Training besonderen Wert auf das Debriefing (▶ Kap. 3.6), um eine strukturierte Nachbereitung und gezieltes Feedback zu ermöglichen. Die interdisziplinäre Teilnahme von Notfallsanitäterinnen und -sanitätern der Feuerwehr, Pflegefachpersonen und Medizinstudierenden spiegelt sich in der Charakteristik des Projekts wider. Die Teilnehmenden üben sich bereits in einer aufeinander abgestimmten interprofessionellen Zusammenarbeit, die den Anforderungen der Berufspraxis gerecht wird. Nach jedem Trainingstag reflektieren die angehenden Notfallkräfte ihre Erfahrungen, um in zukünftigen Notfallsituationen auf ihre Erkenntnisse über das eigene Handeln und die Zusammenarbeit im interprofessionellen Team zurückgreifen zu können (Kahl, 2017).

Durch Barrieren schneiden »Durch Barrieren schneiden« ist ein interprofessioneller Workshop, der die Situation im OP in den Fokus stellt. Teilnehmende sind PJ-Studierende im Tertial Chirurgie und Auszubildende der Pflege. Sie simulieren gemeinsam alltägliche und problembehaftete Situationen der Zusammenarbeit, reflektieren diese und erarbeiten Lösungsstrategien. Gegenseitige Wertschätzung und Teaminteraktion werden erlernt, um berufsgruppenübergreifende Zusammenarbeit nutzbar zu machen. Über zwei Workshoptage stehen zum einen das gegenseitige Kennenlernen sowie die Reflexion von Stereotypen und Vorurteilen, theoretischer Input zu Konfliktlösung und Kommunikationstheorien sowie zum anderen die Simulation einer OP-Situation und einer postoperativen Visite im Skillslab im Mittelpunkt. »Durch Barrieren schneiden« wurde an der Universitätsmedizin Magdeburg nach einem Vorbild des Universitätsklinikums Würzburg durchgeführt (Y. Marx, 2017).

Im Setting häuslicher Versorgung und Pflege ist ein anderes Lehrprojekt angesiedelt. Eine dreistündige Lehrveranstaltung nimmt eine typische Situation für einen ambulanten Pflegedienst – simuliert durch Lernende der Pflege im dritten Ausbildungsjahr – und eine Allgemeinmedizinerin oder einen Allgemeinmediziner – simuliert durch Medizinstudierende im PJ Allgemeinmedizin – in den Blick: eine pflegebedürftige ältere Patientin, dargestellt durch eine Schauspielpatientin, wird aus dem Krankenhaus in ihre häusliche Umgebung entlassen und führt zunächst nacheinander, dann mit beiden Berufsgruppen ein Anamnesegespräch. ▶ Tab. 11 zeigt die Struktur und den genauen Ablauf der Lehrveranstaltung (Müller et al., 2017):

Anamnese und Planungsgespräch in der häuslichen Versorgung

Tab. 11: Ablauf der Lehrveranstaltung (Müller et al., 2017, S. 156)

Kursinhalt	
Plenum: Begrüßung Vorstellung der Dozenten und des Themas Interprofessionelle Zusammenarbeit	
Plenum: Vorstellungsrunde Teilnehmende Name und momentane Ausbildungssituation, berufliche Ziele	
Plenum: Präsentation und kurze Diskussion zu Möglichkeiten pflegerischer und hauswirtschaftlicher Unterstützung in häuslicher Umgebung, Verordnung häuslicher Krankenpflege	
Plenum: Aufteilung in zwei Kleingruppen und Vergabe der Aufgabenstellung	
Kleingruppe 1	*Kleingruppe 2*
Erhalt Entlassungsbrief A Vorbesprechen der Gesprächsinhalte in eigener Profession	Erhalt Entlassungsbrief B Vorbesprechen der Gesprächsinhalte in eigener Profession
1. Gespräch mit Simulationspatientin A (z. B. Lernende Pflege)	1. Gespräch mit Simulationspatientin B (z. B. Lernende Pflege)
2. Gespräch mit Simulationspatientin A (z. B. Medizinstudierende)	2. Gespräch mit Simulationspatientin B (z. B. Medizinstudierende)
Feedback für beide Rollenspiele	Feedback für beide Rollenspiele
Pause und Rollenwechsel	
Kleingruppe 1	*Kleingruppe 2*
Erhalt Entlassungsbrief B Vorbesprechung Gesprächsinhalte beide Professionen gemeinsam	Erhalt Entlassungsbrief A Vorbesprechung Gesprächsinhalte beide Professionen gemeinsam
3. Gespräch mit Simulationspatientin B (Lernende Pflege und Medizinstudierende gemeinsam)	3. Gespräch mit Simulationspatientin A (Lernende Pflege und Medizinstudierende gemeinsam)
Feedback zum gemeinsamen Gespräch	Feedback zum gemeinsamen Gespräch

Tab. 11: Ablauf der Lehrveranstaltung (Müller et al., 2017, S. 156) – Fortsetzung	**Kursinhalt**
	Plenum: Vorstellung der Ergebnisse der Kleingruppenarbeit Vergleich von mono- und interprofessionellen Anamnesen Parallele Visualisierung der Beiträge auf Flipchart Erfassen der Wünsche an zukünftige interprofessionelle Zusammenarbeit
	Plenum: Abschlussblitzlicht und schriftliche Evaluation

4.1.4 Interprofessionelle Kernkompetenzen

Einige Lehrformate machen explizit die Interprofessionalität und damit verbundene Fragestellungen zum Lerngegenstand. Zur Stärkung der kommunikativen Kompetenzen, die bei der berufsgruppenübergreifenden Zusammenarbeit erforderlich sind, werden typische Vorurteile und Konflikte bearbeitet, Grenzen und gemeinsame Ziele diskutiert, Kommunikationstechniken ausprobiert und auch der informelle Austausch angeregt. Als Medien für interprofessionelles Lernen bieten sich zudem Querschnittsthemen an (▸ Kap. 4.1.1), die für alle beteiligten Gesundheits(fach)berufe eine hohe fachliche Relevanz besitzen (Nock, 2020).

Einander schätzen – im Team versorgen

Das Lehrkonzept »Einander schätzen – im Team versorgen« bringt Studierende der Medizin mit Auszubildenden der Pflege, Logopädie, Ergo- oder Physiotherapie in Marburg bei der Befundung und Therapieplanung von Patientinnen und Patienten zusammen. Gemeinsam wird ein Therapieplan aufgestellt und von der anderen Berufsgruppe im Feedback beurteilt. In diesem Modul interprofessionellen Lernens werden Schauspielpatienten eingesetzt mit einem simulierten Gesundheitsproblem, das nur von zwei Berufsgruppen zusammen optimal befundet und behandelt werden kann. Die Lernenden lernen die Perspektive und Kompetenzen der anderen Berufsgruppe kennen und erfahren, dass die Abstimmung der Behandlung einer Behandlung durch nur eine Berufsgruppe überlegen ist. Das Modul im Umfang einer halben Semesterwochenstunde besteht aus einer vorbereitenden E-Learning-Einheit im Selbststudium, einer Präsenzphase und einem schriftlichen Feedback zum Therapieplan im Nachgang. Die Präsenzphase in Kleingruppen wird durch studentische, geschulte Tutorenschaft begleitet. Die Therapiepläne werden zum Teil als Leistungskontrolle genutzt (Cichon & Schmenger, 2018).

Lehreinheit »Diabetes mellitus«

In der Lehreinheit »Diabetes mellitus« an der Universitätsmedizin Göttingen steht zum einen das Erlernen von praktischen Fertigkeiten und zum anderen das Anleiten im Mittelpunkt. Im Rahmen dieser Ausbildungseinheit übernehmen Auszubildende der Pflege die Anleitung von Medizinstudierenden und werden von diesen als Expertinnen und Experten erlebt. Das Thema Diabetes mellitus eignet sich deshalb so gut für die Lehreinheit, da Gesundheits(fach)berufe in allen Disziplinen und Settings mit an Diabetes mellitus erkrankten Personen zu tun haben. Die Fertigkeiten subcutane Injektion, die Blutzuckermessung sowie der Umgang mit dem Insulin-Pen sind Gegenstand der Anleitung und Umsetzung – sie sind in beiden Berufsgruppen Lehrinhalt. In 90 Minuten und im Kleingruppenformat haben die Lernenden der Pflege die (zuvor im theoretischen Unterricht vorbereitete) Anleitungseinheit umgesetzt. In der Evaluation wurde ein subjektiver Lernzuwachs in der Reflexion der eigenen Rolle deutlich. Die Teilnehmenden hinterließen zahlreiche Vorschläge zu weiteren möglichen Themen interprofessioneller Lehreinheiten wie z. B. Blutentnahme, Wundversorgung, EKG oder Hygiene. Diese Lehreinheit ist ins Curriculum eingebunden, damit wird eine Verstetigung erleichtert und eine Selektion der Teilnehmenden durch Freiwilligkeit und damit für besonders interessierte Personen vermieden (Fleischmann et al., 2017).

Unter InterTUT werden an der Charité Berlin interprofessionelle TUTorien verstanden, in denen Lernende verschiedener Studien- und Ausbildungsgänge mit-, von- und übereinander lernen. Ziel ist es, mittels eines Peer-Assisted-Learning-Ansatzes die interprofessionelle Zusammenarbeit in der Praxis anzubahnen. Sechs verschiedene Tutorien fokussieren folgende Themen und Lernziele:

InterTUT

- *Rollen- und Verantwortungsbereiche der Berufsgruppen*: Teilnehmende lernen im interprofessionellen Austausch Gemeinsamkeiten und charakteristische Besonderheiten der verschiedenen Berufe kennen (180 Minuten)
- *Interprofessionelle Kommunikation*: Die Teilnehmenden sollen die Bedeutung verschiedener Kommunikationsebenen kennenlernen und für ihren Arbeitsalltag reflektieren (180 Minuten)
- *Team und Teamarbeit*: Die Teilnehmenden lernen Schnittstellen der Professionen kennen und erfahren das Potential der interprofessionellen Zusammenarbeit (180 Minuten)
- *Berufstypische praktische Fertigkeiten*: Gemeinsames Lernen und Lehren von praktischen Skills aus den Berufsgruppen Physiotherapie, Ergotherapie, Pflege und Medizin. Die Teilnehmenden können den Nutzen berufstypischer Fertigkeiten anderer Professionen im eigenen Berufskontext reflektieren (240 Minuten)
- *Ernährung im interprofessionellen Kontext*: Durch die Selbsterfahrung mit simuliertem Handicap werden die Teilnehmende für angemessene und respektvolle Hilfestellung bei der Nahrungsaufnahme sensibilisiert (180 Minuten)
- *Ethische Entscheidungen im Team in der palliativen Versorgung*: Grundlegendes Wissen bezüglich des Konzepts Palliative Care sowie die Selbsterfahrung einer ethischen Fallbesprechung anhand eines Fallbeispiels (180 Minuten)

Der didaktische Ansatz des Peer Teaching ermöglicht den Lernenden einen Austausch auf Augenhöhe. Zwei Tutorinnen oder Tutoren aus verschiedenen Berufsgruppen unterrichten mehrmals im Monat in zwei- bis vierstündigen Tutorien 5 bis 15 Teilnehmende. Eingesetzt werden z. B. Kleingruppenarbeit, Rollenspiel, Simulation, Präsentation, Fallarbeit, Skills-Training und ethische Fallbesprechung. Die Anrechnung für Ausbildung oder Studium erfolgt in Form von curricular verankertem Blended Learning, als Anteil eines Wahlpflichtbereichs oder eines praxisbegleitenden Studientags ohne Leistungsprüfung (Charité, 2023; Cichon & Schmenger, 2018).

INTER-M-E-P-P

In Berlin haben sich drei Institutionen für das Lehrkonzept INTER-M-E-P-P zusammengetan: die Alice Salomon Hochschule, die Charité und die Evangelische Hochschule. Im Lehrkonzept werden verschiedene Gesundheits(fach)berufe vorgestellt und gemeinsam diskutiert. Die Blickwinkel verschiedener Berufe auf die Patientenversorgung werden an einem konkreten Fallbeispiel und mit der Entwicklung eines interprofessionellen Behandlungsplans verdeutlicht. Als methodische Ansätze werden Diskussionen in Kleingruppen von neun Studierenden, Videobeispiele mit Beobachtungsaufträgen und Diskussion genutzt sowie Rollenspiele oder Gruppengespräche umgesetzt, mit dem Ziel, gemeinsam einen interprofessionellen Behandlungsplan zu entwickeln. Es findet pro Semester ein interprofessionelles Seminar zum Thema »Grundlagen des Umgangs mit bewegungseingeschränkten Menschen« statt – einmal mit Lernenden der Medizin und Pflege, einmal mit Lernenden der Medizin und Physio- und Ergotherapie. Die Lehreinheit ist nach einem projektgebundenem Start verstetigt und curricular eingebunden (Cichon & Schmenger, 2018).

Gesund & Human

Das Herzzentrum des UKE Hamburg hat mit »Gesund & Human« einen kardiologischen Schwerpunkt gesetzt. Die Lernenden aus der integrativen klinischen kardiovaskulären Medizin erhalten gemeinsame Zeit für die Aufarbeitung von realen Fällen. Dabei geht es auch darum, Schnittstellen zwischen Medizin und Pflege sowie Vorteile einer interprofessionellen Herangehensweise für die Patientinnen und Patienten mit klassischen kardiologischen Erkrankungen zu identifizieren. Die Lehreinheit beinhaltet eine bilaterale Aufklärung über die berufseigenen Vorgehensweisen bei Patientenvisiten durch die Lernenden zu den jeweiligen Schwerpunkten der Anamneseerhebung, ein gemeinsam durchgeführtes Patientengespräch und die Erarbeitung einer Beurteilung des Krankheits- und Behandlungsverlaufs. Die Ergebnisse werden in einer Teamkonferenz im Plenum präsentiert und diskutiert. Die Lernenden sollen dabei die Fähigkeit der Identifikation professioneller Kompetenzen von Personen anderer Berufsgruppen entwickeln. Ebenso ist als Lernziel formuliert, zu analysieren und zu reflektieren, wie durch interprofessionelle Zusammenarbeit bessere Ergebnisse in Versorgung und Rehabilitation erzielt werden können. Die Lehreinheit umfasst zwei Wochen und ist curricular eingebettet in den Wahlpflichtbereich der Medizinstudierenden, ein Leistungsnachweis wird über das Erstellen eines Arztbriefs erbracht. Auszubildende der Pflege nehmen freiwillig am Kurs teil und erhalten ein Zertifikat für ihre aktive Teilnahme (Cichon & Schmenger, 2018).

Interprofessionelles Ernährungsmanagement

Um interprofessionelles Ernährungsmanagement in der stationären und häuslichen Versorgung dreht sich ein Lehrprojekt in Düsseldorf in Kooperation der Universitätsklinik und der Fliedner Fachhochschule. Pflege- und Medizinstudierenden erlernen Kooperationskompetenzen in Verbindung mit dem Thema Mangelernährung als ein für beide Berufsgruppen relevantes Schnittstellenthema. Die Lernenden erarbeiten in Teams einen interprofessionellen theorie- und fallbezogenen Behandlungsplan für Patientinnen und Patienten in stationären und ambulanten Settings mit einem Ernährungsdefizit. Sie lernen, ihre berufsspezifischen Perspektiven in einem wertschätzenden Dialog zu ergänzen. Die Lernenden stellen den gemeinsamen Behandlungsplan den Praxispartnern vor und diskutieren diesen theorie- und fallbezogen, sie erarbeiten konzeptionelle Verbesserungsvorschläge und melden diese den Teams in den Praxisfeldern zurück. Zudem reflektieren sie ihre Rollen, Aufgaben und die interprofessionelle Zusammenarbeit hinsichtlich des Ernährungsmanagements. Als hochschuldidaktischer Ansatz wurde das »Forschende Lernen« gewählt. Lerngegenstand sind reale Fälle, die auffordern, das Ernährungsmanagement analog der Phasen im Forschungsprozess zu optimieren. Entwickelt wurde das Lehrprojekt für Studierende der Medizin und des dualen Bachelorstudiengangs Pflege und Gesundheit. Im Medizinstudium kann die Blockveranstaltung zwischen dem 6. und 8. Semester als Wahlpflichtfach gewählt werden. Im Pflegestudium ist sie im 6. Semester des Regelstudiums als verpflichtendes Angebot enthalten. Sie findet an sechs Tagen von vier bis sechs Stunden Dauer in Form parallel und gemeinsam verlaufender Angebote der Studiengruppen statt (Cichon & Schmenger, 2018).

An der Universität Lübeck wurde die gemeinsame Lehreinheit für Medizinstudierende, Pflegestudierende und Pflegeauszubildende zum Thema »Interprofessionelle evidenzbasierte Versorgung von Menschen mit Demenz – KOMPIDEM« entwickelt. Ziel ist der Erwerb von Kompetenzen für eine angemessene interprofessionelle Versorgung von Menschen mit Demenz.

KOMPIDEM

Die Themen und Inhalte sind:

- Personenzentrierte Versorgung von Menschen mit Demenz,
- Informations-, Beratungs- und Versorgungsangebote sowie
- Kommunikation mit Betroffenen und im Team.

Die Lehreinheit soll die Lernenden dazu befähigen, individuell angemessene evidenzbasierte Kommunikations- und Handlungsstrategien auszuwählen und anzuwenden und die Sichtweisen und Expertise der anderen beteiligten Berufsgruppen sowie der Angehörigen frühzeitig und wertschätzend in Entscheidungsprozesse einzubeziehen. Zudem werden im Austausch mit anderen beteiligten Gesundheitsberufen die Strukturen, Prozesse und Konzepte der Versorgung von Menschen mit Demenz analysiert und potenzielle Lösungsstrategien entwickelt. Die Lehreinheit kombiniert im Umfang von 2 SWS und einem Workload von 3 ECTS verschiedene didaktische Ansätze: Kommunikationstraining mit Simulationspatienten, Vorlesungen, problemorientiertes Lernen (POL) und Praxishospitationen in gemischten Kleingruppen, Gesprächsrunden mit Angehörigen sowie ein Kolloquium als Leistungsnachweis (Präsentation der Gruppenarbeit, Reflexion) (Cichon & Schmenger, 2018).

Weitere Beispielprojekte der Förderlinie »Operation Team« der Robert Bosch Stiftung:

- IPHiGen – Interprofessionelles Handeln im Gesundheitswesen (Bochum)
- InHAnds – Interprofessionelle Health Alliance Südniedersachsen (Göttingen)
- GReTL2.0 – Interprofessionelle Ausbildung der Gesundheitsberufe im reflexiven und transformativen Lernen (Halle-Wittenberg)
- In Kooperation begreifen: Mediziner und Physiotherapeuten lernen im Team (Mannheim)
- MEDPhysio in Klinik und Forschung (Osnabrück)
- OpTEAMal – Optimales Teamwork in der medizinischen Lehre (Aachen)

4.1.5 Ethische Fragen als Gegenstand interprofessionellen Lernens

Praxisbeispiel I

Bei Herrn K., einem 65-jährigen Patienten mit Schädel-Basis-Fraktur nach Sturz im Kellerabgang des Gartens, zeigt sich zunächst eine starke Hirndruckerhöhung mit fraglicher Folge einer Blindheit. Im Laufe des fünfwöchigen Aufenthaltes auf der Intensivstation stabilisiert sich der Patient zunehmend, sodass eine bleibende Schädigung des Sehnervs weitgehend ausgeschlossen werden kann. Der Patient öffnet die Augen und kann über Drücken der Hand kommunizieren. Allerdings erleidet er im weiteren Verlauf eine Subarachnoidalblutung, für die ursächlich ein rupturiertes Aneurysma der Carotis Interna verantwortlich gemacht wird. Eine Entlastungs-Hemikraniektomie bei zunehmendem Hirndruck mit drohender Einklemmung wird aber von der Ehefrau des Patienten, die zugleich als Betreuerin fungiert, abgelehnt. Es liegt eine nur spärlich ausgefüllte Patientenverfügung vor, die auf die aktuelle Situation nicht zutrifft und in der sehr allgemein verfügt wird, dass man nicht von Geräten abhängig sein wolle.

Die Assistenzärztinnen beschreiben ihren Eindruck von der über alle Maßen fürsorglichen Ehefrau, die beinahe den ganzen Tag bei ihrem Ehemann sei, sich aufopfernd und liebevoll kümmere, bisher keine einzige Visite verpasst habe und auch die Pflege des Mannes gänzlich übernähme. Die beiden Kolleginnen wünschen sich aufgrund einer durchaus realistischen Therapieoption mit Aussicht auf Rehabilitation des Patienten einen Konsens im ärztlichen Team, das diesen Eingriff für lebensnotwendig erachtet. Die Betreuerin hingegen drängt auf eine Umsetzung des mutmaßlichen Willens des Patienten und wünscht eine zeitige palliative Therapiezieländerung. Aufgrund dessen findet ein

Gespräch mit der Ehefrau des Patienten, beiden Assistenzärztinnen, ihrer Oberärztin sowie dem Chefarzt im Rahmen der Visite statt. Aufgrund der dünnen Personaldecke ist auf pflegerischer Seite nur ein Auszubildender für Gesundheits- und Krankenpflege zugegen. Die Ärztinnen und der Arzt besprechen den Zustand des Patienten mit der Ehefrau ausführlich, sodass die gewünschte Therapiezieländerung entsprechend dem mutmaßlichen Patientenwillen im Anschluss im Konsens durchgeführt wird (übernommen aus Joswig et al., 2019).

Praxisbeispiel II

Bei Herrn K., einem 65-jährigen Patienten mit Schädel-Basis-Fraktur nach Sturz im Kellerabgang des Gartens, zeigt sich zunächst eine starke Hirndruckerhöhung mit fraglicher Folge einer Blindheit. Im Laufe des fünfwöchigen Aufenthaltes auf der Intensivstation stabilisiert sich der Patient zunehmend, sodass eine bleibende Schädigung des Sehnervs weitgehend ausgeschlossen werden kann. Der Patient öffnet die Augen und kann über Drücken der Hand kommunizieren. Allerdings erleidet er im weiteren Verlauf eine Subarachnoidalblutung, für die ursächlich ein rupturiertes Aneurysma der Carotis Interna verantwortlich gemacht wird. Eine Entlastungs-Hemikraniektomie bei zunehmendem Hirndruck mit drohender Einklemmung wird allerdings von der Ehefrau des Patienten, die zugleich als Betreuerin fungiert, abgelehnt. Es liegt eine nur spärlich ausgefüllte Patientenverfügung vor, die auf die aktuelle Situation nicht zutrifft und in der sehr allgemein verfügt wird, dass man nicht von Geräten abhängig sein wolle. Das ärztliche Team wünscht sich eine ethisch möglichst gut begründbare Entscheidung sowie einen Konsens im Team. Aufgrund dessen wird ein Ethik-Konsil gestellt.

Bei der zweizeitigen Sitzung, an der die beiden Ärztinnen teilnehmen, wird dem Team der Ethikberatung mitgeteilt, dass die Ehefrau und Betreuerin des Patienten seinen mutmaßlichen Willen sehr klar formuliert habe und sie sich keinerlei Eskalation der Therapie wünsche. Die Assistenzärztinnen beschreiben ihren Eindruck von der über alle Maßen fürsorglichen Ehefrau, die beinahe den ganzen Tag bei ihrem Ehemann sei, sich aufopfernd und liebevoll kümmere, bisher keine einzige Visite verpasst habe und auch die Pflege des Mannes gänzlich übernähme. Die beiden Kolleginnen wünschen sich aufgrund einer durchaus realistischen Therapieoption mit Aussicht auf Rehabilitation des Patienten einen Konsens im ärztlichen Team, das diesen Eingriff für lebensnotwendig erachtet. Die Betreuerin hingegen drängt auf eine Umsetzung des mutmaßlichen Willens des Patienten und wünscht eine zeitige palliative Therapiezieländerung.

Am nächsten Tag findet eine Ethikberatung sowohl mit dem ärztlichen als auch pflegerischen Team statt. Neben den beiden Assistenzärztinnen, ihrer Oberärztin und zwei Pflegenden ist die Ehefrau des Patienten zugegen. Der Eindruck der Pflegenden bei den täglichen Aktivitäten des Lebens zeigt deutliche Hinweise auf einen starken Lebenswillen des Patienten auf. Die Begrenztheit der Wahrnehmung der beiden Teams zeigt unterschiedliche Rekonstruktionen bezüglich des Bildes des Patienten. So habe der Patient zu dem Zeitpunkt, als Kommunikation über Handdruck möglich gewesen sei, stets seinen Willen zum Leben per Handdruck bejaht.

Weiterhin eröffnet eine Pflegende, dass sie glaube, dass Frau K. mit der Betreuung ihres Mannes vielleicht überfordert sein könne und die Betreuung aus ihrer Sicht abgeben solle. Die Ehe sei ja seit über acht Jahren zerrüttet und das Paar zwar nicht geschieden, aber doch getrennt. Hiermit konfrontiert, beginnt Frau K. zu weinen und berichtet von ihrem großen Groll gegenüber ihrem Ehemann, der sie finanziell betrogen habe. Sie hält jedoch weiterhin daran fest, nur das Beste für ihn zu wollen. Aber es sei besser, wenn er versterben würde, denn sie könne seine Pflege, so wie es das Umfeld erwarten würde, definitiv nicht übernehmen, und dann sei er sich selbst überlassen – was ja auch nicht ginge.

Nach Hinzuziehen einer psychologischen Unterstützung für die Ehefrau wird auch zu ihrer Entlastung in diesem großen Ambivalenz-Konflikt ein gesetzlicher Betreuer einbestellt. Das gesamte Team entscheidet sich zur Fortsetzung der therapeutischen Maßnahmen. Nach weiteren fünf Wochen wird Herr K. in eine Rehabilitationsklinik überwiesen (übernommen aus Joswig et al., 2019).

Untersuchungen im Bereich der empirischen Ethik, welche die Wahrnehmung ethischer Herausforderungen und Konflikte im Versorgungsalltag zum Gegenstand haben, verdeutlichen die Vielfalt moralischer Perspektiven in der praktischen Umsetzung. Dabei wird die Relevanz deutlich, ethische Fragestellungen aus einer interprofessionellen Perspektive zu betrachten. Pflegefachpersonen sind im Vergleich zu Ärztinnen und Ärzten häufiger in ethische Konflikte verwickelt und empfinden diese als belastender. Die unterschiedliche Einschätzung klinischer Situationen durch verschiedene Berufsgruppen zeigt sich häufig – Pflegefachpersonen neigen eher dazu, eine pessimistischere Prognose abzugeben als Ärztinnen und Ärzte. Diese Unterschiede führen mitunter dazu, dass Pflegefachpersonen eher zu dem Schluss kommen, dass eine unangemessene Therapie stattfindet oder eine Änderung der Therapieziele erforderlich ist.

Diskrepanz in ethischen Fragen

Die Diskrepanz zwischen den Ansichten von Pflegenden und Ärztinnen kann zu Teamkonflikten führen, da die jeweilige Perspektive durch Verantwortlichkeiten und Einflussmöglichkeiten geprägt ist. Ärztinnen und Ärzte fühlen sich häufig stärker belastet, da sie schwierige Entscheidungen treffen müssen, während Pflegefachpersonen die Belastung in der Umsetzung der getroffenen Entscheidungen empfinden. Die Anwendung unterschiedlicher Maßstäbe und die Abwägung ethischer Prinzipien nach unterschiedlichen Kriterien können zu abweichenden Ergebnissen führen. Dies birgt Konfliktpotenzial für die interprofessionelle Zusammenarbeit, da die individuellen Normen möglicherweise unvereinbar sind und eine Zurückstellung eigener ethischer Ansprüche erfordern. Dies kann zu einem Dissens zwischen dem professionsethischen Anspruch und der Alltagsrealität führen. Hinsichtlich der Unterstützungsangebote, wie der klinischen Ethikberatung, zeigt sich eine unterschiedliche Inanspruchnahme und deren Begründung durch Pflegefachpersonen und Ärztinnen und Ärzte. Pflegefachpersonen erleben zwar häufig ethische Konflikte, fordern aber aufgrund spezifischer Barrieren und Hierarchien Ethikberatungen nur selten an. Ärztinnen und Ärzte hingegen nehmen Ethikberatung weniger in Anspruch, entweder weil sie die Möglichkeiten dieses Modells pessimistisch einschätzen oder weil sie ihre eigene ethische Expertise als ausreichend zur Bewältigung der Situation betrachten (Seidlein & Salloch, 2022).

Ein Greifswalder interprofessionelles Lehrprojekt wurde entwickelt, um die professionsethischen und rechtlichen Vorgaben für Auszubildende der Pflege in Mecklenburg-Vorpommern sowie für Studierende der Humanmedizin an der Schnittstelle zu berücksichtigen. Das übergeordnete Diskursprojekt konzentrierte sich auf die Entscheidungsfindung in der Intensivmedizin und legte besonderes Augenmerk auf die Aufklärung und den Austausch zu ethischen, rechtlichen und sozialen Aspekten medizinisch-technischer Behandlungsmöglichkeiten im Rahmen intensivmedizinischer Therapie. Ein Fokus lag dabei auf der Handhabung von nicht-einwilligungsfähigen Patientinnen und Patienten und den Entscheidungsprozessen für oder gegen intensivmedizinische Maximaltherapie in interprofessionellen Teams. Die inhaltlichen Schwerpunkte des Projekts umfassten grundlegende Begriffe und Konzepte der Medizinethik wie z. B. Patientenautonomie, professionsethische Kodizes sowie die Möglichkeiten und Grenzen von Vorausverfügungen und Therapieentscheidungen in interprofessionellen Teams. Die Lehrveranstaltung wurde in gemischten Gruppen aus Medizinstudierenden im zweiten Studienjahr und Auszubildenden der Pflege im dritten Ausbildungsjahr durchgeführt. Diese bewusste Zusammensetzung der Gruppen zielte darauf ab, typische Unterschiede in Wissen und Kompetenzen umzukehren, wobei das Lernen aus der praktischen Erfahrung der Pflegenden als zentrales Seminarziel fungierte. Das Seminar ersetzte für die Auszubildenden den Ethikunterricht in der beruflichen Schule und wurde als Wahlpflichtfach im vorklinischen Abschnitt für die Medizinstudierenden konzipiert.

Diskursprojekt

Methodisch zeichnete sich die interprofessionelle Lehrveranstaltung durch einen starken Praxisbezug und eine problemorientierte Herangehensweise aus. Der Einsatz des Case-Based Learning, bei dem mit Fällen aus der Praxis gearbeitet wurde, spiegelte die theoretische Überlegung wider, dass moralische Konflikte oft aus kommunikativen Problemen zwischen den Professionen resultieren. Die Fallvignetten wurden eigens für den Diskurs entwickelt und basierten auf nichtteilnehmenden Beobachtungen auf einer operativen Intensivstation. Die Prüfungsleistung bestand in der Analyse eines komplexen Falls unter ethischen, rechtlichen und interprofessionellen Gesichtspunkten in gemischten Arbeitsgruppen von Pflege- und Medizinstudierenden. Die Ergebnisse wurden in wissenschaftlichen Postern präsentiert und sowohl im Kontext der Lehrveranstaltung als auch auf einer projektbezogenen Bürgerkonferenz vorgestellt. Die Bewertung erfolgte anhand eines standardisierten Bewertungsbogens auf Gruppen- und individueller Ebene (Seidlein & Salloch, 2022).

Case-based Learning

4.1.6 Exkurs: Interprofessionelle Bildung in Schweden

Das Gesundheitswesen in Schweden weicht deutlich von dem in den deutschsprachigen Ländern Europas ab. Das Gesundheitssystem in Schweden ist staatlich organisiert und wird weitgehend über Steuereinnahmen finanziert. Versorgungskontinuität wird mit gut organisierten Übergängen zwischen stationärer und ambulanter Versorgung gelebt. Das oft als vorbildhaft bezeichnete schwedische Pflegesystem geht den auch in Deutschland bekannten Herausforderungen weitgehend unaufgeregt entgegen. Arbeitsbedingungen werden verbessert und Investitionen in die Bildung auf allen Qualifikationsstufen vorgenommen. Pflege ist ein lizenzierter Beruf. Schweden kann eine systematische E-Health-Strategie vorweisen. Charakteristisch sind die geringe Anzahl von Krankenhäusern, die Integration von stationärer und ambulanter Versorgung, sowie die hohe Autonomie von Gesundheits(fach)berufen mit Hochschulabschlüssen, die Erstkonsultationen durchführen und über begrenzte Verschreibungsrechte verfügen. Die Aus- und Weiterbildungen sind darauf ausgerichtet, die Berufsinhabenden auf diese Arbeitsweise vorzubereiten. Für das professionelle Pflegehandeln werden sechs Kompetenzdimensionen formuliert: personenzentrierte Pflege, Teamarbeit und Kooperation, evidenzbasierte Praxis, Qualitäts- und Praxisentwicklung, sichere Versorgung sowie Informatik und Technologie (Lehmann et al., 2019; Sottas, 2016; Sottas et al., 2016).

Health Universities — Nach dem wirtschaftlichen Aufschwung in Schweden in den 1960er Jahren rückten die gesellschaftlichen und strukturellen Unterschiede stärker in den Fokus. Die OECD identifizierte lebensstilbedingte neue Formen von Morbidität und Mortalität in der aufkommenden Konsumgesellschaft, die die wirtschaftliche Entwicklung beeinträchtigen. Gleichzeitig wurde festgestellt, dass die Ausbildung der Gesundheits(fach)berufe nicht mit den gesellschaftlichen Bedürfnissen Schritt hielt. Die OECD forderte einen umfassenderen Ansatz, der nicht nur neue diagnostische und therapeutische Möglichkeiten umfasst, sondern auch die Risiken und Kosten nicht übertragbarer Krankheiten und die damit verbundenen gesundheitspolitischen und gesellschaftlichen Anliegen berücksichtigt. Dies beinhaltete insbesondere Fragen der Teilhabe an einer wirksamen und für alle zugänglichen Gesundheitsversorgung sowie Prävention und Gesundheitsförderung als Reaktion auf neue Arbeits- und Lebensstile. Die OECD präsentierte im Jahr 1972 das Konzept der *Regional Health Universities* als zielführende Lösung. Dieses Konzept legte eine Neuausrichtung der Bildungsstrategie mit Schwerpunkt auf Interdisziplinarität und einer Verbindung von Wissenschaft und Berufspraxis nahe. Eine *Health University* sollte auf den Bedarf einer regionalen Grundversorgung ausgerichtet sein, alle Fachrichtungen, die an gesundheitsrelevanten Fragen arbeiten, zusammenführen und eine interprofessionelle Organisation von Lehre und Forschung umfassen. Sie sollte regionale Verantwortung wahrnehmen und gleichzeitig eine wissenschaftliche Reputation anstreben. Problembasiertes und selbstgesteuertes Lernen in Lernfeldern der Praxis, Leadership bei der Vernetzung von Bildung, Politik und Versorgung sowie Engagement für Gesundheitsförderung und Prävention waren weitere konstitutive Elemente dieses Konzepts. Obwohl das Konzept der *Health Universities* nur teilweise durchgesetzt wurde, markierte es einen Wendepunkt der schwedischen Gesundheitsversorgung. Insbesondere in den Industrieländern setzte zeitgleich mit der Hochkonjunktur eine starke Bildungsexpansion ein. Die verfügbaren Ressourcen führten jedoch zu Richtungskämpfen und Neuausrichtungen. Die Verschiebung von einem Versorgungsauftrag hin zu Forschungsexzellenz charakterisierte die 1980er-Jahre, da im Wettbewerb um wissenschaftliche Reputation, Drittmittel und Studierende die Grundversorgung weniger erfolgreich erschien als kompetitive biomedizinische Forschung (Sottas, 2016).

Die Umstrukturierung der Medizinfakultät in Linköping Ende der 1970er Jahre, bedingt durch nationale Überkapazitäten im Gesundheitswesen, führte zu einer grundlegenden Neuausrichtung. Das heutige Konzept der Gesundheitsfakultät Linköping wurde 1986 genehmigt. Die Fakultät bietet heute Studiengänge in Medizin, Pflege, Ergo- und Physiotherapie, Logopädie, medizinischer Biologie, biomedizinischer Analytik, Biomedizin, Hebammenkunde, Public Health und Medical Education an, mit 350 bis 450 Studierenden pro Semester. Statt der herkömmlichen, auf einzelne Berufsgruppen ausgerichteten Ausbildung wurde ein neuer Ansatz nach den Prinzipien der interprofessionellen Ausbildung und des problembasierten Lernens eingeführt. Studierende absolvieren wesentliche Teile ihrer Ausbildung gemeinsam mit Kommilitonen aus anderen Fachrichtungen. Ein zentrales Element dabei ist ein gemeinsames achtwöchiges Einführungsmodul für alle Gesundheitsstudiengänge. Durch Tutorien wird hier das problemorientierte Lernen ein- und über das Studium fortgeführt. Ethische Dilemmata dienen als Diskussionsgrundlage, um zu Beginn der beruflichen Sozialisation eine gemeinsame Wertebasis und ein Verständnis für komplexe Konzepte zu entwickeln. Die Studierenden haben in diesem Einführungsmodul zahlreiche Gelegenheiten, die Gruppenorganisation und -arbeit zu üben, insbesondere die Kommunikation und die Entwicklung interprofessioneller Kompetenzen. Nach dieser gemeinsamen Einführungsphase setzen die Studierenden ihre Ausbildung in ihren spezifischen Fachrichtungen fort, nehmen jedoch regelmäßig an interprofessionellen Kursen und Seminaren teil (Sottas, 2016). Das Linköping-Konzept zeichnet sich durch didaktische Prinzipien aus, die als Erfolgsfaktoren gelten:

Medizinfakultät in Linköping

- Umbenennung in Health University
- (virtuelles) Problembasiertes Lernen
- interprofessionelle Ausbildung
- enge Zusammenarbeit mit dem Bezirk/der Kommune und lokalen Partnern
- interprofessionelle Ausbildungsstationen

Zehn Jahre nach dieser Neuausrichtung erfolgte ein weiterer signifikanter Schritt hin zur interprofessionellen Ausbildung. Im Jahr 1996 eröffnete Linköping die weltweit ersten *interprofessional education student training wards* – von Studierenden interprofessionell geführte Ausbildungsstationen in der Orthopädie mit sechs bis acht Betten. Ihr Zweck war es, sowohl die notwendigen Kompetenzen aller Gesundheitsfachleute zu vermitteln als auch die Fähigkeiten zur interprofessionellen Zusammenarbeit zu fördern. Die interprofessionellen Teams aus Medizin, Pflegewissenschaften, Physiotherapie, Ergotherapie, Sozialer Arbeit und Labormedizin im letzten Semester übernahmen die Verantwortung für die Pflege und Behandlung der Patientinnen und Patienten für zwei Wochen. Die Studierenden agieren in der Rolle einer Fachperson, wenden ihr theoretisches Wissen an, reflektieren ihre Rolle und die ihrer Kollegen und sammeln unter Supervision praktische Erfahrungen (Sottas, 2016). Dieses wegweisende Konzept der *Training Wards* dient seither als Modell für ähnliche Ansätze in ganz Schweden und weltweit (▶ Kap. 4.2.1). Der Einsatz auf der interprofessionellen Ausbildungsstation ist für alle Studierenden obligatorisch. Im letzten Semester übernehmen die Studierenden in drei Schichten während des zweiwöchigen Einsatzes vollumfänglich die Behandlung, Pflege und Versorgung der Patientinnen und Patienten. Unabhängig von ihrem Fach kümmern sie sich um die Grundbedürfnisse der Patientinnen und Patienten, spezifische Maßnahmen werden von den Studierenden der jeweiligen Fachausbildung übernommen. Feedback von Patientinnen und Patienten und Lernbegleitenden ist ein essenzieller Teil des Praxiseinsatzes (Sottas, 2016).

Karolinska Institutet Schweden beherbergt mit dem Karolinska Institutet neben der Universität Linköping eine weitere renommierte Einrichtung, die sich den Prinzipien einer Health University verschrieben hat. Neben den Hauptstudiengängen Medizin und Pflege mit jeweils etwa 330 Studienanfängerinnen und -anfängern pro Jahr bietet das Karolinska Institutet 18 weitere berufsqualifizierende Studiengänge z. B. Physiotherapie, Logopädie, Psychotherapie, Dentalhygiene, Optometrie und Biomedizin. Um die interprofessionelle Mission zu stärken, sind die Departemente nicht nach Berufen oder Organen, sondern nach übergreifenden Themen wie »Clinical Science, Intervention and Technology«, »Microbiology, Tumor and Cell Biology«, »Neurobiology, Care Sciences and Society« oder »Department of Clinical Science and Education« strukturiert. Im Jahr 1998 entschied sich das Karolinska Institutet, das Curriculum ebenfalls auf interprofessionelles Lernen nach dem Vorbild von Linköping umzustellen. Unter dem Motto »Learning together to be able to work together« wurde das Projekt gestartet, das an vier großen Krankenhäusern ein »clinical skills centre« einrichtete. 2016 wurden für den Neubau des Universitätshospitals auf dem Solna Hauptcampus des Karolinska Institutet in Stockholm Prinzipien interprofessionellen Lernens konsequent verfolgt (Sottas, 2016; Sottas et al., 2016):

- einheitliches Design der Räume und modulare Ausstattung
- Flexibilität der Sitzanordnungsmöglichkeiten für unterschiedliche Lehr- und Lernstrategien
- Mehrzwecknutzung sowohl durch verschiedene Studierenden- als auch Gruppen von Mitarbeitenden

- das Zusammenwirken von Menschen begünstigen, indem Orte zum informellen Lernen, Cafés, Bibliotheken, Möglichkeiten zur Multimedianutzung, Telemedizin, etc. nebeneinander liegen
- Bereitstellung und Verknüpfung vielfältiger Lernumgebungen in einer Aula medica: Lernzentrum und Skills Labs, ambulante Behandlung, Krankenhausabteilungen, Operationsräume etc.

4.2 Interprofessionelles Handeln

Praxisbeispiel

Ihr erster Tag auf der Geriatrie: Luisa Rauter hat die Ausbildung erst vor wenigen Wochen beendet und ihre neue Stelle angetreten. Ihre Kollegin winkt sie heran: »Wir haben jetzt Fallbesprechung, komm bitte dazu.« Luisa Rauter ist erstaunt: alle Berufsgruppen kommen hier zusammen und besprechen die einzelnen Patientinnen und Patienten aus ihrer jeweiligen Sicht. Im Mittelpunkt steht die Konsentierung weiterer Behandlungsziele. Die Stationsärztin stellt den jeweiligen Fall mit den relevanten Diagnosen dar. Die Kollegin stellt ihre Beobachtungen zu Bewegung, Ernährungs- und Trinkverhalten und den individuellen Hilfebedarf vor. Diese umfassende Darstellung ermöglicht eine ganzheitliche und patientenzentrierte Versorgungsplanung im Rahmen der geriatrischen Rehabilitation und für Luisa Rauter einen guten Überblick im Rahmen der Einarbeitung.

4.2.1 Fallkonferenzen

Fallbesprechungen haben zum Ziel, die beste Versorgung beziehungsweise den geeignetsten Weg für die Patientinnen und Patienten zu finden. Die gemeinsam festgelegten Behandlungsziele sind eine Gemeinschaftsleistung aller Professionen im Gesundheitsbereich.

Interprofessionelle Fallkonferenzen versprechen einen Nutzen für Patientinnen und Patienten, für die Berufsangehörigen und auch einen wirtschaftlichen Nutzen. Durch einfachere Übergänge zwischen der Settings, einer besseren Bewältigung von Krisensituationen, mehr Orientierung und einem ganzheitlichen Blick auf die Situation der Patientinnen und Patienten, einer Entlastung von Angehörigen sowie der Prävention von bedrohlichen Situationen kann die Versorgungsqualität verbessert werden. Eine höhere Effizienz, potenzielle Kosteneinsparungen und Synergieeffekte können aus den Leistungen interprofessioneller Zusammenarbeit, der Schärfung des eigenen Auftrags, präziserer Abstimmung der Angebote, geringeren Hospitalisierungsraten, adäquatem Mitteleinsatz und geringerer Inanspruchnahme der Organisationen hervorgehen. Eine gemeinsame Sprache sowie Offenheit und Verständnis für andere Gesundheits(fach)berufe sind Voraussetzungen interprofessioneller Fallkonferenzen. Im Zentrum stehen die Patientinnen und Patienten in ihrer momentanen gesundheitlichen Situation und jede Berufsgruppe nimmt die Perspektive der eigenen Fachdisziplin ein, um das bestmögliche Ziel zu erreichen. Zur Arbeitszufriedenheit und Gesundheit im Team können ein besseres Fallverständnis, besseres Arbeitsklima, zeitliche Entlastung, effiziente Aufgabenteilung, erhöhte Produktivität sowie breit abgestützte und besser informierte Entscheide beitragen (Prescher et al., 2021; Waltner, 2023).

Mortalitäts- und Morbiditätskonferenz

Morbiditäts- und Mortalitätskonferenzen (MuM-Konferenzen) sind regelmäßige interprofessionelle Fallkonferenzen von vermeidbaren oder unerwünschten Ereignissen. Sie sind ein Instrument im Rahmen des Risiko- und Qualitätsmanagements von Gesundheitseinrichtungen. Sie dienen dazu, retrospektiv besondere Behandlungsverläufe, unsichere Prozesse, Fälle mit (vermutlich) vermeidbaren Fehlern, unerwünschte Ereignisse, Medikationsfehler, Fälle mit Wiederaufnahmen, Todesfälle und vergleichbare Sachverhalte systematisch zu analysieren. Das übergeordnete Ziel besteht darin, gemeinschaftlich Schwachstellen, insbesondere in den klinischen Prozessen und den Schnittstellen, zu identifizieren und darauf aufbauend Verbesserungsmaßnahmen und Lösungen zu entwickeln und umzusetzen. Auch ethische Fragestellungen werden thematisiert (BAEK, 2016; Rosenthal-Schleicher & Meißner, 2017; Vonzun & Haslinger, 2023).

Transparenz, Partizipation, Qualitätsorientierung, eine patientenorientierte Sicherheitskultur und effektives Risikomanagement sind in einer modernen Gesundheitsversorgung essenzielle Elemente. Mortalitäts- und Morbiditätskonferenzen gehen in der Grundannahme davon aus, dass Komplikationen und Fehler einen wertvollen Erfahrungsschatz darstellen, der zur Schaffung einer Sicherheitskultur genutzt werden kann. Kernbotschaften für die Patientensicherheit, die früher oft beschönigt oder vernachlässigt wurden, werden für eine kritische Analyse und Feedback im interprofessionellen Team genutzt und Kernkompetenzen der Gesundheits(fach)berufe werden weiterentwickelt. Notwendig ist eine »speak up«-Kultur, die es erlaubt, repressionsfrei über unerwünschte Ereignisse zu sprechen. Auch wenn gemeinsame Elemente zu beobachten sind, grenzen sich Mortalitäts- und Morbiditätskonferenzen von klinischen Fall- oder Tumorkonferenzen ab (BAEK, 2016; Vonzun & Haslinger, 2023). Eine Implementierung durch das Management mit ausreichend personellen und zeitlichen Ressourcen, Partizipation aller am diskutierten Fall beteiligten Berufsgruppen, eine nicht auf Sanktionen ausgerichteten Diskussionskultur, Vertraulichkeit, Wertschätzung, Lösungsorientierung, Transparenz und eine strukturierte Vorgehensweise mit einer standardisierten (anonymen) Fallanalyse tragen zu erfolgreichen Mortalitäts- und Morbiditätskonferenzen bei. Im Idealfall ergeben sich konkrete Projekte für Prozessverbesserungen.

Die Konferenzen sollen regelmäßig evaluiert werden. Für die Implementierung wird der Einsatz einer koordinierenden, einer die Konferenz leitenden und einer moderierenden – und jeweils für diese Aufgabe geschulten – Person empfohlen sowie ein Review-Team für die Fallauswahl (je nach Ziel und Format) gemäß einer formalisierten Struktur. Die Sitzungsfrequenz kann zwischen wöchentlich bis quartalsweise in den Räumen der Einrichtung festgelegt werden – entscheidender als die Frequenz ist die Kontinuität in der Umsetzung. ►Tab. 12 zeigt einen Musterablauf einer Morbiditäts- und Mortalitätskonferenz (BAEK, 2016; Vonzun & Haslinger, 2023).

Leitend für die Mortalitäts- und Morbiditätskonferenzen sind folgende Leitfragen: Was hat am System nicht funktioniert? Was kann an den Prozessen und Strukturen optimiert werden? Optimalerweise werden Ansichten, Fachwissen und Erfahrungen von verschiedenen Berufsgruppen auf verschiedenen Hierarchiestufen und in die Systemperspektive eingebunden. Die Effektivität dieser Konferenzen hängt maßgeblich von der Teilnahme aller am Versorgungsprozess beteiligten Berufsgruppen ab – vor allem Pflegefachpersonen tragen zur Effektivität bei (Rosenthal-Schleicher & Meißner, 2017; Vonzun & Haslinger, 2023). Die Fälle können dann aussagekräftig erörtert werden, wenn die Konferenz als ein vertrauensvolles, nicht hierarchisches Instrument verstanden wird. Eine signifikante Effizienzsteigerung konnte nachgewiesen werden bei Morbiditäts- und Mortalitätskonferenzen, die eine standardisierte Form der Fallpräsentation mit visueller Aufarbeitung und einer Aufzeichnung der Verbesserungsstrategien aufwiesen (Rosenthal-Schleicher & Meißner, 2017).

Für die Struktur der Fallanalyse kann eine Adaption des SBAR (►Kapitel 3.3) genutzt werden (BAEK, 2016):

- Situation: Wurde das Problem adäquat beschrieben?
- Background: Wurden relevante Ereignisse dargestellt?
- Assessment & Analysis: Erfolgte die Analyse angemessen?
- Review of Literature: Wurde der Literaturhintergrund angemessen aufgearbeitet?
- Recommendations: Wurden Lernpunkte identifiziert und Maßnahmen vorschlagen?

Tab. 12: Musterablauf einer Morbiditäts- und Mortalitätskonferenz

Verantwortlich	Ablauf	Zeit in Minuten
Leitung	*Sitzungseröffnung*: Begrüßung, Einleitung mit Vertraulichkeitshinweis	2
Fallvorstehende Person	Die *Fallpräsentation* soll chronologisch, strukturiert, realistisch und lückenlos erfolgen, so dass die Abläufe nachvollziehbar sind. Wer war wann wo? Gab es Vorgaben der Einrichtung, wie in entsprechenden Situationen zu handeln ist? Wie erfolgte die Kommunikation? War die Dokumentation ausreichend? Wo gab es Zeitverluste und warum?	10

Tab. 12:
Musterablauf einer Morbiditäts- und Mortalitätskonferenz – Fortsetzung

Verantwortlich	Ablauf	Zeit in Minuten
	Gab es bei Zweifeln ein »speak up« oder wurden die Zweifel nicht laut geäußert?	
Fallvorstehende Person	*Fallzusammenfassung* im Kontext von Leitlinien, relevanter Fachliteratur und einrichtungsinternen Vorgaben. Die präsentierende Person kann auch Vorschläge zur Verbesserung machen.	5
Alle mit Moderation	Moderierte und kriteriengeleitete Diskussion zur *Fallanalyse*: Identifikation der Kernprobleme, die zur Komplikation/zum unerwünschten Ereignis führten; Gibt es Verständnisfragen zum Fall? Was finden Sie einleuchtend? Was sehen Sie anders? Was fehlt in der Voranalyse? Braucht es eine Maßnahme und wo könnten wir ansetzen?	15
Alle mit Moderation	Erarbeitung von Zielen (spezifisch, messbar, akzeptiert, realistisch und mit Zeitvorgabe), Maßnahmen, Einrichtung von Arbeitsgruppen usw., damit ähnliche Probleme in Zukunft nicht eintreten	10
	Ergebnis einer Falldiskussion kann auch sein, dass keine Veränderungen initiiert werden, da das Handeln, die Prozesse usw. als richtig bestätigt wurden	
Leitung	*Zusammenfassende Kommentierung* mit Kernbotschaften	5
Moderation/ Leitung	Optional: *Follow-Up:* Bericht über den Umsetzungsstand aus früheren Konferenzen sofern relevant	10
Alle	Optional: *Evaluation* z. B. per Feedbackbogen	3

Geriatrische Rehabilitation

Die interprofessionelle Fallbesprechung ist ein etabliertes Element in der geriatrischen Praxis, dessen Ursprung viele Jahre zurückreicht. Die Förderung der stationären geriatrischen Rehabilitation seit den mittleren 1990er Jahren hat diese zu einer integralen Form der rehabilitativen Versorgung im Gesundheitswesen gemacht. Das übergeordnete Ziel dieser spezifischen Form der Rehabilitation besteht darin, Pflegebedürftigkeit bei älteren Patientinnen und Patienten zu reduzieren oder zu verhindern. Dieses Ziel wird durch die Anwendung eines interprofessionellen Behandlungsansatzes verfolgt, der den komplexen Bedürfnissen älterer Menschen gerecht wird.

Die Annahme ist dabei, dass eine erfolgreiche Gesundheitsversorgung ein interprofessionelles Denken und Handeln erfordert. Dieser Ansatz wird durch die Verwendung einheitlicher Konzepte, Sprache und Methoden gestützt, um gemeinsame Ziele zu konsentieren. Im Kontext der geriatrisch-frührehabilitativen Komplexbehandlung (OPS 8-550), wie sie im § 275d des

SGB V beschrieben ist, werden Mindestmerkmale sowohl auf struktureller als auch auf patientenbezogener Ebene festgelegt.

Die strukturellen Merkmale umfassen die Notwendigkeit eines interprofessionellen Teams unter fachärztlicher Behandlungsleitung. Dabei ist sowohl zu Beginn als auch am Ende der Behandlung ein standardisiertes geriatrisches Assessment durchzuführen. Das geriatrische Assessment umfasst einen Test zur Selbständigkeit, einen Mobilitätstest, einen Kognitionstest, eine Erfassung der Emotion und ein soziales Assessment zum sozialen Umfeld, Wohnumfeld, außerhäuslichen Aktivitäten, Hilfsmittelbedarf und rechtlichen Verfügungen. Dies bildet die Grundlage für einen multiprofessionellen diagnostischen Prozess. Therapeutische Berufe, darunter mindestens Physiotherapie, Ergotherapie, Logopädie und Psychologie, müssen obligatorisch am Behandlungsprozess beteiligt sein. Das multiprofessionelle Team umfasst darüber hinaus geschulte Pflegefachpersonen, von denen mindestens eine Person eine geriatriespezifische Zusatzqualifikation vorweisen muss. Diese Pflegefachpersonen setzen eine aktivierend-therapeutische Pflege um, um die spezifischen Bedürfnisse älterer Patientinnen und Patienten passend zu adressieren. Je nach Behandlungstagen sind eine Anzahl von Therapieeinheiten von je mindestens dreißig Minuten festgelegt.

In der geriatrischen Rehabilitation ist somit nicht nur die fachliche Expertise, sondern auch die interprofessionelle Koordination und Zusammenarbeit entscheidend. Durch diese umfassende Herangehensweise wird eine ganzheitliche Betreuung älterer Menschen angestrebt, um ihre Lebensqualität zu verbessern und Pflegebedürftigkeit zu minimieren. Eine Mindestanforderung hierfür ist eine wöchentliche Teambesprechung. Diese wird definiert als ein

> »wiederkehrend stattfindender multiprofessioneller Informationsaustausch zu den Ergebnissen der bisherigen Behandlung und den weiteren Behandlungszielen der einzelnen Patienten an einem Tag in der Kalenderwoche« (BV Geriatrie, 2021).

Hier nehmen die fachärztliche Behandlungsleitung, Pflegefachperson(en), mindestens eine Vertretung aus jedem Therapiebereich und ggf. aus dem Sozialdienst teil. Die Dokumentation erfolgt wochenbezogen im Hinblick auf die bisherigen Behandlungsergebnisse und die weiteren Behandlungsziele. Dies beinhaltet eine Rückschau bezüglich der Ergebnisse (retrospektiv) und eine Vorschau bezüglich der Ziele (prospektiv). Im Vordergrund steht eine kurze und präzise Dokumentation. Bei gesonderten Ausführungen, welche den gewöhnlichen Umfang der Teambesprechung aufgrund ihrer Ausführlichkeit überschreiten, kann auf die berufsgruppenspezifische Dokumentation verwiesen werden. Es werden ausschließlich Beiträge von den patientenbezogen beteiligten Berufsgruppen dokumentiert (BV Geriatrie, 2021).

In der interprofessionellen Fallbesprechung tragen alle beteiligten Gesundheitsprofessionen aufeinanderfolgend ihre individuelle Wahrnehmung der Patientensituation vor. Die fachärztliche Behandlungsleitung übernimmt dabei die Aufgabe, das Alter des jeweiligen Falls sowie die Haupt- und relevante Nebendiagnosen zu benennen. Im Zuge dieser interprofessionellen Fallbesprechung werden Fähigkeitsstörungen, Potenziale, Limitationen und Besonderheiten herausgearbeitet. Soziale Aspekte, die die Patientensituation beeinflussen, werden ebenfalls thematisiert und in Verbindung mit den individuellen Bedürfnissen des Patienten gesetzt. Ziele werden klar definiert und mit einem zeitlichen Rahmen versehen, um eine strukturierte und zielgerichtete Versorgung zu gewährleisten.

Die Pflegefachpersonen erweitern die Diskussion um essenzielle Aspekte der Pflege, einschließlich Bewegung, Ernährungs- und Trinkverhalten. Dabei wird auf die Anleitung zu Aktivitäten des täglichen Lebens eingegangen, wobei der individuelle Hilfebedarf und diesbezügliche Tendenzen berücksichtigt werden. Die Schmerzsituation des Patienten und sein Bedarf an Zuwendung oder Seelsorge werden ebenso in den Fokus genommen wie spezielle Pflegeaspekte. Die Physiotherapie liefert detaillierte Informationen zu Muskeltonus, Paresen, Sensibilität, Kontrakturen, Schmerzen und Hilfebedarfen im Bereich der Mobilität. Dabei steht die ganzheitliche Betrachtung der körperlichen Funktionen im Vordergrund. Die Ergotherapie ergänzt den Beitrag durch die Berücksichtigung von Vigilanz, Antrieb, Motivation, Kognition und (neuro)psychologische Defizite, insbesondere im Zusammenhang mit den Aktivitäten des täglichen Lebens. Der logopädische Beitrag konzentriert sich auf die Hauptsymptome einer Sprach- oder Sprechstörung sowie auf Kommunikationsmöglichkeiten, Störungsbewusstsein, Schluckstörungen und Ernährungsmanagement. Dabei wird die Bedeutung der Kommunikation im Kontext der Rehabilitation betont. Psychologische Aspekte werden durch die Einbringung von Kognition, Emotion, Krankheitsbewältigung, Antrieb und (neuro)psychologischen Befunden beleuchtet. Empfehlungen zur Weiterbehandlung runden den psychologischen Beitrag ab. Der Sozialdienst vervollständigt die interprofessionelle Diskussion, indem er die Bereiche der bisherigen Versorgung, Lebensereignisse, personelle und finanzielle Ressourcen, Pflegegrade, Betreuung, Patientenverfügungen, Vollmachten sowie Anträge und Angehörigenberatung in den Blick nimmt. Nach Bedarf bringen andere Berufsgruppen wie Seelsorge, Ernährungsberatung, Orthopädietechnik oder der Besuchsdienst ihre Perspektive ein. Diese umfassende Darstellung ermöglicht eine ganzheitliche und patientenzentrierte Versorgungsplanung im Rahmen der geriatrischen Rehabilitation (Vogel, 2017).

4.2.2 Interprofessionelle Visite

Die interprofessionelle Visite stellt einen wichtigen Ansatz zur Optimierung der Patientenversorgung dar, indem sie eine enge Zusammenarbeit verschiedener Gesundheitsberufe fördert. Die interprofessionelle Visite bezeichnet eine gemeinsame Visite verschiedener Gesundheits(fach)berufe mit dem Ziel einer umfassenden, koordinierten Patientenversorgung. Eine gute Visite ist dabei nicht nur eine Abfolge von Informationen, sondern als interprofessionelle Strategie der Ausdruck der Wertigkeit der Zusammenarbeit der Gesundheits(fach)berufe in der gesamten Stationsarbeit.

Durch die unterschiedlichen Fachperspektiven wird eine ganzheitliche Versorgung gestärkt. Die Kommunikation verbessert sich, was zu klareren Behandlungsplänen und besserem Informationsaustausch führt. Arbeitsabläufe werden optimiert und Redundanzen verringert. Dadurch gehen auch professionelle Begegnungen im Alltag und außerhalb der Visite besser vonstatten. Zeitliche Restriktionen, hierarchische Strukturen und Machtungleichgewichte sind Herausforderungen für eine erfolgreiche Implementierung der interprofessionellen Visite. Eine gelungene Visite wird von mindestens drei Personengruppen getragen: die behandelnde Ärztin oder der behandelnde Arzt, die zuständige Pflegefachperson und auch die Patientin oder der Patient. Für ihre oder seine Fragen und Bedürfnisse braucht es ausreichend Raum (Forster, 2018; Rosenthal-Schleicher & Meißner, 2017).

Randnotiz: Stärkung ganzheitlicher Versorgung

- *Vorbereitung und Planung:* Vor der Visite sollten relevante Informationen gesammelt und ein Zeitrahmen festgelegt werden, um effektiven Austausch zu ermöglichen. Die Konzentration in der Präsenz und die erklärte Bereitschaft zur interprofessionellen Visite stärken die Effektivität ebenso – der jeweils anderen Berufsgruppe ungeteilte Aufmerksamkeit zu signalisieren ist neben der Wertschätzung auch ein fokussierender Faktor.
- *Gemeinsame Besprechung*: Alle Teammitglieder nehmen aktiv an der Besprechung teil und tragen ihre Perspektiven und Fachkenntnisse bei. Die Teilnahme von Pflegefachpersonen wird als unabdingbar betrachtet. Sie präsentieren kurze verbale Zusammenfassungen des Versorgungsplans. In interprofessionellen Visiten erleben Pflegefachpersonen ihre Einflussmöglichkeiten deutlicher – je nach Grad der Berufserfahrung trifft dies umso mehr zu.
- *Klare Kommunikation*: Die Sprache sollte patientenzentriert, sachlich und für alle Teammitglieder verständlich sein, um Missverständnisse und Kommunikationsfehler zu minimieren. Wichtiges sollte von Unwichtigem unterschieden werden. Wertschätzung und Organisationsstrukturen stärken die interprofessionelle Kommunikation (▶ Kap. 3.2). Wahrgenommene Machtasymetrien bedürfen der Klärung. Eine vorbildhafte Fehlerkultur und von Lob geprägte Kommunikation stärken die Visitensituation und die Arbeitszufriedenheit.
- *Gemeinsame Zielsetzung*: Einigkeit über die gemeinsamen Ziele der Patientenversorgung, die individuellen Beiträge jedes Teammitglieds und die dafür erforderlichen Schritte. Je nach Komplexität der Patientensituation können Ziele divergieren. Informationsdefizite erschweren eine gemeinsame Zielsetzung. Eine zusätzliche Strategie ist es, positive Teamleistungen und erfolgreiche Therapieabläufe herauszustellen.
- *Kontinuierliche Evaluation*: Regelmäßige Reflexion und Anpassung des interprofessionellen Visitenprozesses anhand von Feedback und Erfahrungswerten (Forster, 2018; Merriman & Della Freeth, 2021; Rosenthal-Schleicher & Meißner, 2017)

Das Projekt »Über Visitenstruktur zur multidisziplinären Visitenkultur« am Universitätsklinikum Münster hat den Rahmen geschaffen für eine neuartige

Randnotiz: Visitenstruktur

Struktur der Visite, die die Qualität und Effizienz des Austauschs verbessern soll. Hierzu wurden feste Uhrzeiten an Wochentagen und am Wochenende festgelegt und das teilnehmende Team definiert: Oberärztinnen oder -ärzte der Neurochirurgie, der Anästhesie/Intensivmedizin, Stationsärztin oder -arzt, Physician assistance, Pflegeleitung, zuständige Pflegefachperson sind gemeinsam im Zimmer (Dierkes & Gottschalk, 2019):

> **Ablauf**
>
> 1. Stationsärztin oder -arzt stellt dem Visitenteam jeden Fall vor dem Zimmer vor: Name, Alter, primäre Diagnose, Datum der Operation, optional Revisionen, Grunderkrankungen, intensivmedizinischer Status der letzten 24h, Wund- und Drainagestatus
> 2. Gemeinsame Visite im Zimmer: klinische Untersuchung, Gespräch, weiteren Prozess besprechen
> 3. Nach der Zimmervisite: Festlegen weiterer Maßnahmen, Dokumentation, Diagnostik planen

In diesem Projekt könnte beobachtet werden, dass alle wesentlichen Informationen beim passenden Adressaten landen. Anordnungen sind dokumentiert und finden zeitnah Bearbeitung, Folgeprozesse werden flüssiger und Terminkollisionen werden verringert. Fragen zur Patientensituation können während der Visite geklärt werden und vermindern Unklarheiten zwischen den Berufsgruppen. Die Kommunikation findet vermehrt auf Augenhöhe statt. Ein Miteinander im interprofessionellen Team findet bereits am Morgen statt und wird gelebt (Dierkes & Gottschalk, 2019).

4.2.3 Regionale Gesundheitszentren

Die Gewährleistung einer qualitativ hochwertigen und regionalen medizinischen Versorgung steht vor zunehmenden Herausforderungen: die unzureichende flächendeckende Verteilung von Ärztinnen und Ärzten und Pflegefachpersonen, insbesondere im Bereich der allgemeinmedizinischen und pädiatrischen Versorgung. Zudem treten Versorgungsmängel auf, die sich verschärfen werden, wenn Ärztinnen und Ärzte der Babyboomer-Generation in den Ruhestand gehen. Es lässt sich ein rückläufiges Interesse von medizinischem Nachwuchs an einer eigenständigen Praxisniederlassung verzeichnen und es besteht Bedarf an einer effektiven Steuerung von Niederlassungen in bestimmten Regionen und Fachrichtungen. Ein veraltetes Bedarfsplanungsmodell bildet darüber hinaus den tatsächlichen Versorgungsbedarf und die Möglichkeiten einer sektorenübergreifenden Versorgung nicht (mehr) hinreichend ab. Über-, Unter- und Fehlversorgung sowie bestehende Steuerungsdefizite sind zentrale Herausforderungen, die es zu bewältigen gilt, um auch zukünftig eine hochwertige Versorgung sicherzustellen (Niedersächsischer Landtag, 2021).

Ein Beitrag zur Bewältigung der genannten Aspekte ist die Etablierung von regionalen Gesundheitszentren. Ein regionales Gesundheitszentrum kann die lokale Versorgung sicherstellen, wo ein Krankenhaus nicht oder nicht mehr besteht. In diesen niedrigschwellig zugänglichen Gesundheitszentren wird gemeindenahe Gesundheitsversorgung interprofessionell angeboten. Sie bieten vielfältige Leistungen von der Prävention und Gesundheitsförderung über die medizinische Behandlung, die Rehabilitation und das Management chronischer Krankheiten bis hin zur Unterstützung des Selbstmanagements betroffener Menschen. Sie arbeiten patientenzentriert, bieten Versorgung »aus einer Hand« und beziehen Patientinnen und Patienten partizipativ bei Entscheidungsprozessen ein (Robert Bosch Stiftung, 2021).

Gemeindenahe Gesundheitsversorgung

Folgende Aspekte sind kennzeichnend für ein regionales Gesundheitszentrum (Niedersächsischer Landtag, 2021; Nolting et al., 2021):

Kennzeichen

- umfassende Gesundheitsleistungen in der Gemeinde mit vielfältigen Dienstleistungen, die von Leistungen der Prävention und Gesundheitsförderung über die Kuration, die Rehabilitation und das Management chronischer Erkrankungen bis hin zur Unterstützung des Selbstmanagements reichen
- Bildung einer zentralen Anlaufstelle in der Region
- Gemeinsame sektorenunabhängige Standortplanung, die am Versorgungsbedarf und nicht an bestehenden Standorten ausgerichtet ist
- multidisziplinäre oder interprofessionelle Verfahren mit einem Mix unterschiedlicher primärversorgender Berufe, unterschiedlicher Modelle der Teamarbeit und unterschiedlicher Zielgruppen – unter einem Dach oder in einem virtuellen Netzwerk
- bevölkerungsbezogenes Gesundheitsmanagement
- Erreichbarkeit rund um die Uhr
- Möglichkeit der kurzzeitigen Pflege oder Überwachung
- Ausbau der Delegationsmöglichkeiten
- Berücksichtigung vorhandener oder Entwicklung neuer struktureller Grundlagen wie z. B. Nahverkehrsangebote
- Lotsen begleiten Patientinnen und Patienten entlang der Versorgungskette (Allgemeinmedizin oder Case Management)
- Einbindung der Patientinnen und Patienten im Rahmen eines Shared-Decision-Making

Als Basiselemente werden eine ambulante fachärztliche Versorgung in einer Rund-um-die-Uhr-Anlaufstelle gemeinsam mit einer bettenführenden Pflegeeinheit beschrieben. Die interprofessionelle Zusammenarbeit mit weiteren Gesundheits(fach)berufen ist essenziell. Optional ist die Einbindung weiterer Fachärzte, Pflegedienste, Heilmittelbringer, Hilfsmittelanbieter, Apotheken, Reha-Einrichtungen, Optikern, sozialpädiatrischen Diensten, ambulanten OP-Zentren, Tagespflege, regionaler Rettungswache oder einer BG-Durchgangspraxis (Niedersächsischer Landtag, 2021).

In Niedersachsen werden regionale Gesundheitszentren an ausgewählten Standorten über eine Projektlaufzeit von mindestens fünf Jahren für eine

Regionale Gesundheitszentren in Niedersachsen

Erprobung in Bezug auf Leistungsfähigkeit, wirtschaftliche Tragfähigkeit, Steigerung der Behandlungsfähigkeit, Inanspruchnahme und Akzeptanz der Bürgerinnen und Bürger erprobt und gefördert. Bis Ende 2023 haben zwei regionale Gesundheitszentren in Niedersachsen ihre Arbeit aufgenommen: das Marienhospital in Ankum in der Nähe von Osnabrück und der BürgerGesundheitsPark in Bad Gandersheim (Landkreis Northeim). Für die Ubbo-Emmius-Klinik in Norden (Ostfriesland) liegt derzeit ein Förderantrag zur Begutachtung beim Ministerium vor.

Gesundheitszentren in Spanien: Centros de Salud

International sind Gesundheitszentren in vielen Ländern etabliert. Spanien hat die Centros de Salud in den 1980er Jahren eingeführt. Seit 2003 sind die Primärversorgungsteams flächendeckend vorhanden. Die meisten Gesundheitszentren sind Teil des staatlichen Gesundheitssystems. Heute gibt es über 3000 Gesundheitszentren mit etwa 10.000 Stationen. In den spanischen Gesundheitszentren ist der hohe Stellenwert von *Teamarbeit und Teamentwicklung* eins der wichtigsten Elemente. Regelmäßige Treffen und gemeinsame Aktivitäten der Gesundheits(fach)berufe prägen den Arbeitsalltag, stärken den Austausch und ebnen neue Wege der Arbeitsteilung. Die Herstellung von *Versorgungskontinuität* ist ein weiteres wesentliches Element. Abstimmung, Koordination und Reflexion stellen dabei Versorgungsqualität sicher. Die Teamarbeit und Kooperation werden durch die Nutzung digitaler Technologien wie einer elektronischen Patientenakte mit umfangreichen Informationen und E-Konsultationen unterstützt. Die Zentren richten ihr Angebot strikt am Bedarf der Bürgerinnen und Bürger der jeweiligen Region oder Gemeinde aus. In der Regel werden die Zentren von einer Ärztin oder einem Arzt geleitet, z. T. in ländlichen Regionen auch durch Pflegefachpersonen. Die Gesundheitszentren werden von allen Bevölkerungsgruppen genutzt. (Regelhaft akademisierte) Pflegefachpersonen bieten ein *breites Aufgabenspektrum* an. Neben individuellen Konsultationen gibt es Gruppenkurse z. B. zur Stärkung der mentalen Gesundheit oder zum Umgang mit chronischen Erkrankungen. Für bestimmte Personengruppen wie Kinder, Frauen, Jugendliche oder ältere Menschen werden entsprechende Angebote vorgehalten. Hausbesuche genießen einen hohen Stellenwert. Die Gesundheits(fach)berufe bieten auch Gesundheitsförderung und -bildung in Schulen an.

Die Aufgabenteilung zwischen Medizin und Pflege basiert auf dem Prinzip der geteilten Verantwortung. Pflegefachpersonen versorgen Patientinnen und Patienten in stabilen Phasen chronischer Erkrankungen, für Kontrolluntersuchungen und enge Begleitung. Akute und instabile Situationen obliegen der Ärztin oder dem Arzt. In ihrem Aufgabengebiet entscheiden Pflegefachpersonen autonom. Sie ordnen Kontrolluntersuchungen und Labore an und werten diese aus oder nehmen Sonografien vor. In einer komplementären Funktion zu den Hausärztinnen und Hausärzten führen Pflegefachpersonen ein detailliertes Assessment der gesundheitlichen und (psycho)sozialen Situation durch und beziehen dabei Lebensstil und gesundheitsbezogenes Verhalten ein. Sie leisten hier eine Beratung, die auf die individuelle Situation zugeschnitten ist und stärken die Gesundheitskompetenz der versorgten Menschen. Steigt die Komplexität des Bedarfs, wird die Zusammenarbeit zwischen den Gesundheits(fach)berufen intensiviert, ein Behandlungsplan gemeinsam abgestimmt und bei Bedarf weitere Expertise hinzugezogen. Im Schnitt führen Ärztinnen und Ärzte 5,2 und Pflegefachpersonen 2,9 Konsultationen pro Patientin oder Patient und Jahr durch (Hämel & Vössing, 2018).

4.3 Fazit

Das vierte Kapitel hat das interprofessionelle Lernen und Handeln betrachtet. Die Kernelemente, den Umsetzungsstand, notwendige interprofessionelle Kompetenzen, Einflussfaktoren und Organisationsfaktoren zum interprofessionellen Lernen geben einen Überblick. Die Charakteristika interprofessioneller Ausbildungsstationen, interprofessioneller Simulationstrainings, Lehrprojekten zu interprofessionellen Kernkompetenzen und im ethischen Kontext illustrieren die praktische Umsetzung. Die meisten vorgestellten Projekte stammen aus der Förderlinie »Operation Team« der Robert Bosch Stiftung. Nicht bei allen ist ersichtlich, ob sie Eingang in die Curricula gefunden haben oder aktuell noch Bestand in der Umsetzung haben. Im zweiten Teil des Kapitels werden interprofessionelle Versorgungskonzepte gezeigt: Fallkonferenzen, interprofessionelle Visite und die Idee der Gesundheitszentren.

Die Gesellschaft für medizinische Ausbildung (GMA) hat kürzlich Empfehlungen zur IPE formuliert. Zu den Rahmenbedingungen von IPE braucht es die Integration bestehender und neu zu entwickelnder interprofessioneller Lehr- und Lernprojekte in die Haushaltsfinanzierung von Ausbildungs- und Versorgungseinrichtungen. Zudem sollen Netzwerke zur Förderung der Weiterentwicklung der interprofessionellen Ausbildung sowie zur Intensivierung der Interaktion und Vernetzung zwischen den beteiligten Akteuren gefördert und Rahmenbedingungen im Bildungs- und Gesundheitswesen geschaffen werden, die Raum für neue Formen der Ausbildung und Zusammenarbeit ermöglichen. Gesetzliche Rahmenbedingungen für IPE sollen Eingang finden in Ausbildungsverordnungen, Berufsgesetzen und anderen rechtlichen Vorgaben. Ausbildungsprogramme mit nationalen und internationalen Standards für Lehrende und Lernbegleitende zu interprofessionellen Themen sind notwendig (Kaap-Fröhlich et al., 2022).

Die GMA empfiehlt zudem (Kaap-Fröhlich et al., 2022):

- Die Erweiterung der Angebote interprofessioneller Ausbildungsstationen für alle Auszubildenden und Studierenden der Gesundheitsberufe voranzutreiben.
- Die Stärkung neuer Lehr- und Lernformate, einschließlich Online-Angeboten.
- Die Einbeziehung weiterer Ausbildungs- und Studiengänge in IPE.
- Die Ermöglichung aktiver Rollen für Patientinnen und Patienten, ihre Angehörigen und Freiwilligen in der interprofessionellen Bildung.

- Die Integration interprofessioneller Lehrangebote in Fort- und Weiterbildungen, wie beispielsweise der Facharztausbildung oder der Ausbildung zum Advanced Practitioner.
- Die Unterstützung der Verankerung von Interprofessionalität in den Ausbildungsverordnungen, insbesondere in der Praxis.
- Die Ausarbeitung eines deutschsprachigen, professionsübergreifenden Frameworks für interprofessionelle Kompetenzen.
- Die interprofessionelle Ausrichtung kompetenzbasierter Prüfungsformate und deren curriculare Implementierung für alle beteiligten Berufsgruppen.
- Die Unterstützung und Durchführung national und international koordinierter Forschung zur Auswirkung interprofessioneller Ausbildung.

Lernaufgaben

1. Was wird unter interprofessionellem Lernen verstanden?
2. In welche Klassen lassen sich interprofessionelle Lehrformate einteilen?
3. Recherchieren Sie drei der benannten Beispielprojekte. Wie ist der aktuelle Umsetzungstand?
4. Was sind die Kernmerkmale einer interprofessionellen Ausbildungsstation?
5. Welche gesellschaftlichen Entwicklungen haben die interprofessionelle Ausbildung in Schweden beschleunigt?
6. Wie läuft eine Morbiditäts- und Mortalitätskonferenz ab?
7. Was kennzeichnet ein regionales Gesundheitszentrum?

Reflexionsaufgaben

1. Ist in Ihrer Einrichtung die Implementierung einer interprofessionellen Ausbildungsstation denkbar? Welche Personen könnten unterstützend sein, welche hätten Gegenargumente?
2. Skizzieren Sie eine Lehreinheit, in der angehende Pflegefachpersonen und Medizinstudierende das Thema »Das interkulturelle Team« gemeinsam bearbeiten.
3. Recherchieren Sie den Stand der Umsetzung von Gesundheitszentren in Deutschland.

Zum Weiterlesen

bvmd (2019). Leitfaden »How to ipsta«. Online im Internet https://www.bvmd.de/portfolio-items/ipsta-interprofessionelle-ausbildungsstaion/ (abgerufen am 16.03.2024)

Kaap-Fröhlich, S., Ulrich, G., Wershofen, B. et. al. (2022). Position paper of the GMA Committee Interprofessional Education in the Health Professions – current status and outlook. GMS journal for medical education, 39(2), Doc17.

Nock, L. (2018). Interprofessionelle Ausbildungsstationen – Ein Praxisleitfaden. Robert Bosch Stiftung.

5 Kompetenzrahmen interprofessioneller Zusammenarbeit

Interprofessionelles Lernen findet statt, wenn Lernende aus zwei oder mehr Gesundheits(fach)berufen voneinander, miteinander und übereinander lernen. Davon wird sich eine effektive Zusammenarbeit sowie bessere Versorgungsergebnisse versprochen. Interprofessionelles Handeln und Lernen erfordert interprofessionelle Kompetenzen. Dazu haben verschiedene Akteure Kompetenzrahmen formuliert. Dieses Kapitel zeigt den kanadischen Framework der Canadian Interprofessional Health Collaboration (CIHC) in seinen Grundelementen auf. Ziel ist es dabei, die Schlüsselmerkmale darzulegen, Kompetenzbereiche zu differenzieren und in Kontextmerkmale einzuordnen. Mit seinem hohen Abstraktionsgrad ist der Kompetenzrahmen für unterschiedliche Settings und Felder beruflicher Pflege anwendbar. Wissen, Fähigkeiten, Einstellungen und Werte fließen hier in den Prozess der pflegerischen Entscheidungsfindung ein und werden im Kontext der Zusammenarbeit (weiter)entwickelt.

Praxisbeispiel

Lisa Sanchez hat sich in der Akademie für die Mitarbeit in einer Arbeitsgruppe gemeldet: die Akademie möchte mehr Interprofessionalität in der Ausbildung und im Arbeitsalltag des Krankenhauses verankern. Sie findet das Thema sehr wichtig, weil sie in ihrer Ausbildung zur Pflegefachfrau jeden Tag mit verschiedenen Berufsgruppen zusammenarbeitet. Einer der ersten Aufträge in der Arbeitsgruppe ist es, Kompetenzrahmen zu recherchieren, die eine Orientierung geben können für die Umsetzung. Lisa Sanchez macht sich mit Hilfe einer Internetrecherche auf die Suche und bespricht ihre Rechercheergebnisse mit einem Kollegen aus der Arbeitsgruppe. Gemeinsam entwickeln sie eine Tabelle mit einem Überblick über die Kompetenzrahmen, die derzeit publiziert sind, um für die Arbeitsgruppe eine Entscheidungsgrundlage vorzubereiten. Die Kompetenzrahmen wirken auf den ersten Blick abstrakt, aber im Gespräch mit dem Kollegen aus der Arbeitsgruppe fallen ihnen viele Beispiele aus dem Arbeitsalltag ein, wo die beschriebenen Kompetenzen notwendig sind.

Der Kompetenzrahmen interprofessioneller Zusammenarbeit der kanadischen CIHC bietet einen integrativen Ansatz zur umfassenden Beschreibung jener Kompetenzen, die zur Erreichung einer effektiven interprofessionellen Zusammenarbeit erforderlich sind. Der Kompetenzrahmen besteht aus vier zentralen Bereichen:

integrativer Ansatz

- Rollenklärung,
- Teamfunktionalität,
- Umgang mit interprofessionellen Konflikten und
- kollaborativer Führung.

Zusätzlich sind zwei Bereiche formuliert, die als unterstützende Elemente für die zentralen Bereiche dienen. Sie beziehen sich auf die interprofessionelle Kommunikation und die patientenzentrierte Versorgung. Die Anwendung des Kompetenzrahmens wird maßgeblich von der Komplexität der jeweiligen Situation des pflegerischen Handelns, dem Kontext der beruflichen Praxis und dem Bedarf an Qualitätsverbesserungen beeinflusst.

Entwicklung im Berufsleben

Die Fähigkeit von Pflegefachpersonen, die Integration dieser Kompetenzen in verschiedenen Kontexten zu demonstrieren, spiegelt ihr persönliches Lernniveau und ihre Fähigkeiten im jeweiligen Praxisumfeld wider. Die Kompetenz von Pflegefachpersonen zur Zusammenarbeit hat eine entwicklungsbezogene Natur. Jede der benannten Kompetenzen entwickelt sich über den beruflichen Lebensverlauf und wird in sich wandelnden Praxis- und Lernkontexten ausgeübt. Insgesamt können die interprofessionellen Kompetenzen in jede neue Erfahrung integriert werden, ohne dabei die Integrität der anderen Kompetenzen zu beeinträchtigen (CIHC, 2010).

> Das kanadische Konsortium für die interprofessionelle Zusammenarbeit im Gesundheitswesen (Canadian Interprofessional Health Collaboration, CIHC) hat 2010 einen Kompetenzrahmen für die interprofessionelle Zusammenarbeit entwickelt. Die CIHC mit Sitz in Vancouver ist ein Konsortium von Gesundheitsorganisationen, Lehrenden und Forschenden im Gesundheitswesen, Gesundheitsfachberufen und Lernenden.

Das übergeordnete Ziel interprofessionellen Lernens und Handelns besteht darin, verbesserte Versorgungsergebnisse für Patientinnen und Patienten zu erzielen. Interprofessionelle Zusammenarbeit entsteht, wenn die verschiedenen Berufsgruppen interprofessionelle Arbeitsbeziehungen mit Patientinnen und Patienten entwickeln und aufrechterhalten, um optimale Gesundheitsergebnisse zu ermöglichen. Die Integration der interprofessionellen Ausbildung als vorbereitender Prozess für die gemeinsame Praxis und das interprofessionelle Handeln selbst wird zunehmend in die Ausbildung von Gesundheits(fach)berufen und in die Praxis integriert. Hierfür ist ein klares Verständnis von interprofessioneller Zusammenarbeit erforderlich, um die Lehrpläne entsprechend zu gestalten und die berufliche Entwicklung in Bezug auf interprofessionelle Ausbildung zu fördern.

Schlüsselmerkmale

Ein Kompetenzrahmen hat das generelle Ziel, Pflegefachpersonen dabei zu helfen, den Lernprozess zu verstehen (*Prozess*), relevante Sachverhalte zu identifizieren (*Relevanz*), das Gelernte auf praktische Situationen anzuwenden (*Anwendung*) und Lernelemente miteinander zu verknüpfen (*Integration*). Die CIHC beschreibt fünf Schlüsselmerkmale, die zur Integration von Kompetenzen beitragen:

- die Komplexität als Ergebnis der dynamischen Organisation einzelner Komponenten,
- die Addition von Wissen, Fertigkeiten und Haltung im Kontext formaler Beurteilung,
- die ganzheitliche Eingliederung von individuellen und heterogenen Ressourcen,
- die Veränderung über die Lebensspanne und
- die kontextabhängige Entwicklung von Kompetenzen.

Interprofessionelle Zusammenarbeit stellt für die kanadische Arbeitsgruppe den Prozess dar, bei dem effiziente interprofessionelle Arbeitsbeziehungen zwischen Pflegefachpersonen und Patientinnen und Patienten entwickelt und aufrechterhalten werden. Ziel ist es dabei, optimale Versorgungsergebnisse zu erreichen. Der Ansatz umfasst essenzielle Elemente wie gegenseitigen Respekt, Vertrauen, gemeinschaftliche Entscheidungsfindung und die Bildung partnerschaftlicher Beziehungen. *Interprofessionelle Zusammenarbeit*

Damit interprofessionelle Teams harmonisch kooperieren können, bedarf es der Integration der Elemente Rollenklärung, Teamarbeit, kollaborative Führung und einem fokussierten Ansatz auf die Bedürfnisse von Patientinnen und Patienten. Diese Integration erfolgt durch eine effektive interprofessionelle Kommunikation, die es den Teams ermöglicht, professionell und zielführend zu agieren. Eine Schlüsselkomponente dieser Kommunikation besteht in der Fähigkeit der Teams, unterschiedliche Standpunkte zu bewältigen sowie sachdienliche und tragfähige Kompromisse zu erzielen. *Team*

Statt sich ausschließlich auf Verhaltensweisen zur Bestimmung und Bewertung von Kompetenzen zu verlassen, stützt sich der kanadische Kompetenzrahmen auf die Integration von Wissen, Fähigkeiten sowie Einstellungen und Werten in den Prozess der pflegerischen Entscheidungsfindung. Im Kontext der Zusammenarbeit werden diese interprofessionellen Kompetenzen entwickelt. Sie zeichnen sich durch eine konsistente und langfristige Gültigkeit aus. Die dazugehörigen Indikatoren werden jedoch individuell gestaltet, auch in Abhängigkeit vom Erfahrungsstand der Pflegefachpersonen. Sie spiegeln den spezifischen Lern- oder Praxiskontext wider. Der Kompetenzrahmen wird in Bildungs- und Praxissettings so integriert, das er auf den bereits bestehenden Kenntnissen, Werten, Fähigkeiten, Einstellungen und Urteilen der Pflegefachpersonen aufbaut.

Der Kompetenzrahmen trifft dabei mehrere grundlegende Annahmen: *Annahmen*

- Robuste und umfassende Kompetenzaussagen behalten ihre Gültigkeit über erhebliche Zeitspannen hinweg.
- In der Beschreibung lassen sich Wissen, Fähigkeiten, Einstellungen, Werte und Urteile erkennen. Diese sind dynamisch, entwicklungsorientiert und evolutionär.
- Das interprofessionelle Lernen ist additiv und spiegelt ein Kontinuum des Lernens wider.

- Die interprofessionelle Zusammenarbeit spielt eine zentrale Rolle bei der Stärkung der Zufriedenheit von Patientinnen und Patienten und der Verbesserung der Versorgungsergebnisse.
- Der Grad der nachgewiesenen interprofessionellen Kompetenz hängt von der Tiefe und Breite der Möglichkeiten zur Ausbildung und Praxiserfahrung mit anderen Angehörigen des Gesundheitswesens ab.
- Die Entwicklung interprofessioneller Kompetenzen erfolgt in unterschiedlichem Tempo, abhängig von der Entwicklungsstufe der Lernenden, der Komplexität der Lernaufgaben und den Bildungswegen.
- Die Übernahme interprofessioneller Kompetenzen erfordert eine Veränderung in der Art und Weise, wie Pflegefachpersonen die Zusammenarbeit in ihr Handlungskonzept einbinden.
- Interprofessionelle kollaborative Praxis erfordert eine enge Bindung zwischen Bildung und Praxis, die die Entwicklung interprofessioneller Kompetenzen unterstützt.

Sechs Kompetenzbereiche

Der kanadische Kompetenzrahmen interprofessioneller Zusammenarbeit bietet einen integrativen Ansatz zur Beschreibung der Kompetenzen, die es für eine effektive interprofessionelle Zusammenarbeit braucht. Sechs Kompetenzbereiche betonen dabei das Wissen, die Fähigkeiten, die Einstellungen und die Werte, die die Basis bilden für eine interprofessionelle Zusammenarbeit im Arbeitsalltag der Gesundheitsfachberufe.

Die sechs Kompetenzbereiche lauten wie folgt:

1. Rollenklärung
2. Patientenzentrierte Versorgung
3. Teamfunktionalität
4. Kollaborative Führung
5. Interprofessionelle Kommunikation
6. Interprofessionelle Konfliktlösung

Diese Zusammenstellung von Kompetenzen ermöglicht es Pflegefachpersonen, die Kompetenzen unabhängig von ihrem Lernniveau oder der Art des Praxisfelds zu erlernen und anzuwenden. Die Fähigkeit der Pflegefachpersonen zur Zusammenarbeit entwickelt sich im Laufe ihres beruflichen Lebens und wird in jeder relevanten Praxis- oder Lernsituation umgesetzt. Insgesamt kann jede Kompetenz in jede neue Erfahrung integriert werden, ohne dass dies die anderen Kompetenzen beeinträchtigt.

Im Folgenden werden die sechs Kompetenzbereiche einzeln erläutert (▶ Abb. 2). Ihre Anwendung ist voneinander abhängig. Das Ergebnis ist eine dynamische und flexible Grundlage für interprofessionelles Lernen und Handeln. Der Kompetenzrahmen umfasst zudem Bereiche, die die anderen jeweils unterstützen – interprofessionelle Kommunikation und patientenzentrierte Pflege – sowie vier Bereiche, die in das Gesamtkonzept integriert sind: Rollenklärung, Teamfunktionalität, interprofessionelle Konfliktlösung und kollaborative Führung. Die beiden unterstützenden

Bereiche beeinflussen stets die anderen vier Bereiche. Zum Beispiel ist die Teamfunktionalität für Pflegefachpersonen, die in einem formalisierten Teamumfeld arbeiten, äußerst relevant. Für diejenigen, die in klinischen Bereichen arbeiten, in denen die Interaktion mit anderen Gesundheitsdienstleistern episodisch ist und von kurzfristigen Begegnungen geprägt ist, mag die formelle Teamfunktionalität jedoch weniger relevant sein. Dennoch sind die kollaborative patientenzentrierte Versorgung und die interprofessionelle Kommunikation mit anderen Gesundheitsfachberufen in allen Situationen relevant.

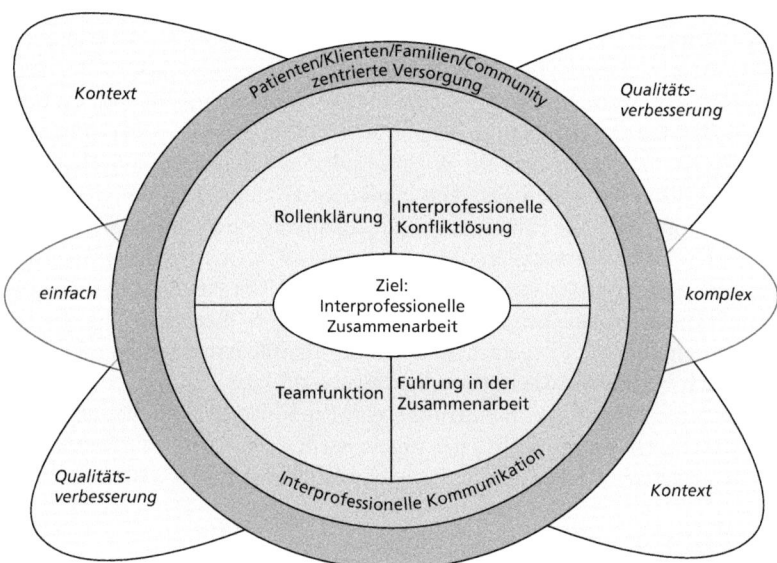

Abb. 2: Kompetenzbereiche

5.1 Rollenklärung

Kompetenz: Pflegefachpersonen verstehen ihre eigene Rolle und die Rollen von anderen Gesundheitsberufen. Sie nutzen dieses Wissen adäquat, um Ziele für Patient*innen zu definieren und zu erreichen.

Zur Unterstützung der interprofessionellen Praxis klären Pflegefachpersonen Rollen, indem sie

- ihre eigene Rolle sowie die Rollen anderer präzise beschreiben,
- die Diversität anderer Rollen, Verantwortlichkeiten und Kompetenzen im Gesundheitswesen anerkennen und achten,

Beschreibung der Rollenklärung

- ihre eigenen Rollen in einer kulturell respektvollen Art und Weise ausüben,
- Rollen, Wissen, Fähigkeiten und Einstellungen mithilfe angemessener Sprache kommunizieren,
- die Fähigkeiten und das Wissen anderer durch kollegiale Konsultation angemessen nutzen,
- die Rollen anderer bei der Festlegung ihrer eigenen professionellen und interprofessionellen Rollen berücksichtigen und
- Kompetenzen und Rollen nahtlos in Modelle der Gesundheitsversorgung integrieren.

Die Klärung der Rollen geschieht, wenn Pflegefachpersonen ein Verständnis für ihre eigene Rolle sowie die Rollen anderer erlangen und dieses Wissen auf angemessene Weise nutzen, um Ziele im Zusammenhang mit Patientinnen und Patienten zu definieren und zu erreichen. Pflegefachpersonen sollten in der Lage sein, ihre Rollen, ihr Wissen und ihre Fähigkeiten innerhalb des Kontexts ihrer klinischen Tätigkeit klar zu artikulieren. Es ist entscheidend, dass jede und jeder die Fähigkeit besitzt, auf andere Gesundheits(fach)berufe zu hören, um festzustellen, wo einzigartiges Wissen und einzigartige Fähigkeiten vorhanden sind und wo Wissen und Fähigkeiten geteilt werden können. Um in vollem Umfang innerhalb ihres Berufsfelds tätig sein zu können, müssen Pflegefachpersonen oft identifizieren, welcher Gesundheits(fach)beruf über das notwendige Wissen und die erforderlichen Fähigkeiten verfügt, um die Bedürfnisse der Patientinnen und Patienten zu adressieren. Dies ermöglicht eine angemessenere Nutzung von Ressourcen und eine gerechtere Verteilung der Arbeitsbelastung (CIHC, 2010).

5.2 Patientenzentrierte Versorgung

Kompetenz: Pflegefachpersonen suchen, integrieren und schätzen die Beteiligung und das Engagement der Patientinnen und Patienten bei der Gestaltung und Umsetzung von Pflege.

Beschreibung der patientenzentrierten Versorgung	Um die interprofessionelle Zusammenarbeit zu unterstützen, die sich auf den patientenzentrierten Ansatz konzentriert, müssen Pflegefachpersonen: - die Partizipation von Patientinnen und Patienten als integrale Partner bei der Planung, Umsetzung und Bewertung der Gesundheitsversorgung unterstützen, - Informationen in respektvoller Weise mit Patientinnen und Patienten teilen, sodass diese verständlich sind,

- Diskussionen fördern und die Beteiligung von Patientinnen und Patienten an Entscheidungsprozessen stärken,
- sicherstellen, dass sie adäquate Bildungs- und Unterstützungsangebote für Patientinnen und Patienten und andere Personengruppen anbieten, die in die Pflege einbezogen sind,
- adäquat für die Pflege ausgebildet sein und
- respektvoll den geäußerten Bedürfnissen aller Beteiligten bei der Gestaltung der Versorgung zuhören.

In der patientenzentrierten Pflege schätzt und integriert das interprofessionelle Team aktiv die Mitwirkung der Patientinnen und Patienten als Partner bei der Konzeption und Umsetzung der Pflege. Innerhalb des Konzepts der patientenzentrierten kooperativen Versorgung entsteht eine partnerschaftliche Beziehung zwischen den Gesundheits(fach)berufen und den Patientinnen und Patienten. Ihnen bleibt die Kontrolle über ihre Versorgung erhalten. Dies ermöglicht Patientinnen und Patienten den Zugang zu den Fachkenntnissen und Fähigkeiten der Pflegefachpersonen, um einen realistischen Versorgungsplan zu entwickeln, der von allen Gesundheits(fach)berufen geteilt wird. Sie haben Zugriff auf die erforderlichen Ressourcen zur Umsetzung dieses Plans. In der patientenzentrierten kooperativen Praxis werden Patientinnen und Patienten als Experten in Bezug auf ihre eigenen Erfahrungen angesehen und spielen eine entscheidende Rolle bei der Gestaltung realistischer Versorgungspläne (CIHC, 2010).

5.3 Teamfunktionalität

> *Kompetenz*: Pflegefachpersonen verstehen die Grundprinzipien und Dynamiken von Teamfunktionalität und Gruppenprozessen, die eine effektive interprofessionelle Zusammenarbeit ermöglichen.

Um die interprofessionelle Zusammenarbeit zu fördern, sollten Pflegefachpersonen in der Lage sein:

Beschreibung der Teamfunktionalität

- den Prozess der Teamentwicklung zu erkennen und zu verstehen,
- Prinzipien für die Zusammenarbeit zu entwickeln, die die ethischen Werte der Teammitglieder achten,
- Diskussionen und Interaktionen unter den Mitgliedern des Teams effektiv zu moderieren,
- an der interprofessionellen Entscheidungsfindung teilzunehmen und die Beteiligung aller Teammitglieder respektvoll zu behandeln,

- regelmäßig über ihre Rolle und Funktion im Team sowie in der Interaktion mit anderen Gesundheits(fach)berufen und Patientinnen und Patienten zu reflektieren,
- effektive und gesunde Arbeitsbeziehungen zu etablieren und zu pflegen, sowohl mit anderen Gesundheits(fach)berufen als auch mit Patientinnen und Patienten sowie deren Familien – unabhängig davon, ob ein formelles Team existiert,
- die Ethik des Teams zu respektieren, was Vertraulichkeit, Ressourcenallokation und Professionalität einschließt.

Sichere und effektive Arbeitsbeziehungen sowie die respektvolle Einbeziehung von Patientinnen und Patienten sind charakteristisch für die interprofessionelle Praxis. Die Zusammenarbeit erfordert Vertrauen, gegenseitigen Respekt, Verfügbarkeit, offene Kommunikation und aufmerksames Zuhören – allesamt Merkmale interprofessioneller Beziehungen. Pflegefachpersonen müssen in der Lage sein, Informationen zu teilen, die zur Koordinierung der Versorgung sowohl untereinander als auch mit Patientinnen und Patienten benötigt werden. Damit werden Lücken, Redundanzen und Fehler vermieden, die sich negativ auf die Effektivität und Effizienz der Versorgung auswirken können. In komplexen Situationen können eine gemeinsame Versorgungsplanung, Problemlösung und Entscheidungsfindung notwendig sein, um bestmögliche Ergebnisse zu erzielen.

Mitunter erfolgt die kollaborative Praxis über ein formelles interprofessionelles Team (▶ Kap. 3.1). Dies erfordert ein Verständnis für die Entwicklungsmechanismen von Teams. In anderen Fällen spielt sich das Handeln in einem Mikrosystem ab. Hier braucht es Kenntnis darüber, wie die organisatorische Komplexität die kollaborative Praxis beeinflusst. Pflegefachpersonen sollten regelmäßig reflektieren, wie effektiv sie in ihrer Zusammenarbeit mit anderen Gesundheits(fach)berufen sind und ob sie die Bedürfnisse von Patientinnen und Patienten damit erfüllen. Ein Bewusstsein für interprofessionelle Ethik vereint alle Gesundheits(fach)berufe in ihrem gemeinsamen Ziel und ist von grundlegender Bedeutung für ihre Fähigkeit zur kollaborativen Zusammenarbeit (CIHC, 2010).

5.4 Kollaborative Führung

> *Kompetenz*: Pflegefachpersonen verstehen Führungsprinzipien, die ein interprofessionelles Praxismodell unterstützen und sind in der Lage, diese anwenden.

Beschreibung der kollaborativen Führung

Dieser Kompetenzbereich unterstützt nicht nur die gemeinsame Entscheidungsfindung und Führung, sondern impliziert auch die fortlaufende individuelle Verantwortung für die eigenen Handlungen, Verpflichtungen und Rollen, wie sie ausdrücklich im eigenen beruflichen beziehungsweise fachlichen Aufgabenbereich definiert sind. Zur Unterstützung der interprofessionellen Praxis treffen Pflegefachpersonen in einem Entscheidungsfindungsprozess gemeinsam die Festlegung, wer in einer gegebenen Situation die Gruppenführung übernehmen wird, indem sie:

- mit anderen zusammenarbeiten, um effektive Resultate für Patientinnen und Patienten zu erzielen.
- die Entwicklung von wechselseitigen Arbeitsbeziehungen unter allen Beteiligten vorantreiben.
- effektive Teamprozesse gewährleisten.
- die Förderung effektiver Entscheidungsfindung unterstützen.
- ein Umfeld für die interprofessionelle Praxis unter allen Beteiligten schaffen.
- gemeinsam ein Umfeld für kollaborative Führung und Praxis gestalten.
- Prinzipien der interprofessionellen Entscheidungsfindung anwenden.
- Prinzipien kontinuierlicher Qualitätsverbesserung in Arbeitsabläufe und Ergebnisse integrieren.

Im Rahmen einer gemeinsamen Führung setzen sich Pflegefachpersonen für die Auswahl der Führungsperson in Abhängigkeit vom Kontext der Situation ein. Sie übernehmen gemeinsam Verantwortung für die gewählten Prozesse zur Erreichung der Ergebnisse. Führung sollte auf der Basis von bedarfsgerechtem Fachwissen etabliert werden, welches zu einem bestimmten Zeitpunkt benötigt wird. Die Führungsrolle umfasst zwei Hauptkomponenten: die aufgabenorientierte Führung und die beziehungsorientierte Führung. Bei ersterer unterstützt die Führungsperson andere Teammitglieder dabei, sich auf die Erreichung gemeinsam vereinbarter Ziele zu konzentrieren, während sie bei letzterer den Teammitgliedern hilft, effektiver zusammenzuarbeiten. In einem Modell der gemeinsamen Führung kann die Führungsrolle zwischen Teammitgliedern wechseln, um Gelegenheiten zur Mentorenschaft in der Führungsrolle zu bieten. Mitunter kann es zwei Führungspersonen geben – eine, um den Arbeitsablauf der Pflegefachpersonen zu steuern, und eine weitere, die als Bindeglied zwischen dem Team und den Patientinnen und Patienten dient (CIHC, 2010).

5.5 Interprofessionelle Kommunikation

Kompetenz: Pflegefachpersonen kommunizieren miteinander und mit anderen Gesundheits(fach)berufen auf eine kooperative, interessierte und verantwortungsbewusste Weise.

Beschreibung der interprofessionellen Kommunikation	Zur Unterstützung der interprofessionellen kollaborativen Praxis sollten Pflegefachpersonen in der Lage sein, folgende Maßnahmen zu ergreifen:

- Die Entwicklung von Grundsätzen für die Teamkommunikation voranzutreiben.
- Aktiv zuzuhören, sowohl gegenüber anderen Teammitgliedern als auch gegenüber Patientinnen und Patienten.
- Die Kommunikation zu fördern, um ein gemeinsames Verständnis der Pflegeentscheidungen sicherzustellen.
- Das Aufbauen von vertrauensvollen Beziehungen zu Patientinnen und Patienten und anderen Teammitgliedern.

Die Beherrschung von Kommunikationsfähigkeiten ist von essenzieller Bedeutung für alle Pflegefachpersonen (▶ Kap. 3). Diese Fähigkeiten umfassen die Kompetenz, wirksam mit anderen zu kommunizieren, insbesondere mit Mitgliedern anderer Berufe, und zwar auf eine kooperative, aufgeschlossene und verantwortungsvolle Weise. In einer interprofessionellen Umgebung zeigt sich gelungene Kommunikation durch aktives Zuhören und andere nonverbale Ausdrucksweisen, sowie durch die Fähigkeit zur Verhandlung, Konsultation, Interaktion, Diskussion und Debatte. Respektvolle interprofessionelle Kommunikation setzt voraus, dass in allen Interaktionen mit Dritten vollständige Transparenz und Offenheit gewahrt werden. Alle Teammitglieder praktizieren eine authentische und vertrauensbildende interprofessionelle Kommunikation in konsistenter Art und Weise (CIHC, 2010).

5.6 Interprofessionelle Konfliktlösung

Kompetenz: Pflegefachpersonen sind aktiv darum bemüht, sich selbst und andere, einschließlich der Patientinnen und Patienten, konstruktiv und positiv mit aufkommenden Meinungsverschiedenheiten auseinanderzusetzen.

Beschreibung der interprofessionellen Konfliktlösung	Zur Förderung einer interprofessionellen Zusammenarbeit bewältigen Pflegefachpersonen Konflikte in durchgängig konstruktiver Art und Weise, indem sie:

- die potenziell positiven Aspekte von Konflikten wertschätzen.
- die Möglichkeit für Konflikte erkennen und proaktiv Schritte unternehmen, um sie anzusprechen.
- gemeinsame Situationen identifizieren, die (voraussichtlich) zu Meinungsverschiedenheiten oder Konflikten führen, wie etwa Unklarheiten

in den Rollenverteilungen, Machtungleichgewichte und unterschiedliche Zielsetzungen.
- Strategien zur Konfliktbewältigung kennen und verstehen.
- Richtlinien zur Bewältigung von Meinungsverschiedenheiten festlegen.
- effektiv daran arbeiten, Meinungsverschiedenheiten zu klären und zu lösen, inklusive einer Analyse der Konfliktursachen und der Suche nach akzeptablen Lösungen.
- ein sicheres Umfeld schaffen, in dem vielfältige Meinungen ausgedrückt werden können.
- ein Maß an Konsens unter denjenigen entwickeln, die unterschiedliche Ansichten vertreten, und sicherstellen, dass alle Mitglieder das Gefühl haben, dass ihre Standpunkte unabhängig vom Ergebnis gehört wurden.

Dieser Ansatz zur Konfliktbewältigung fördert nicht nur die interprofessionelle Zusammenarbeit, sondern trägt auch zur Verbesserung der Patientenversorgung und der Arbeitszufriedenheit der Pflegefachpersonen bei. Ein tiefes Verständnis für die Bedeutung des konstruktiven Umgangs mit Konflikten ist von großer Bedeutung für Pflegefachpersonen, die sich in interdisziplinären Teams bewegen. Sie sind sich der Herausforderungen bewusst, die aus unterschiedlichen Perspektiven und Zielen entstehen können.

Um die interprofessionelle Zusammenarbeit zu ermöglichen, ist es von entscheidender Bedeutung, dass Pflegefachpersonen in der Lage sind, adäquat mit Meinungsverschiedenheiten umzugehen. Der Begriff *konfliktpositiv* kann genutzt werden, um Differenzen als gesund zu interpretieren und zu förderlichen Formen konstruktiver Interaktion zu ermutigen. Ursachen für Meinungsverschiedenheiten können aus positiven und negativen Quellen resultieren:

- *Rollen*: Diese können aufgrund unterschiedlicher Auffassungen in Bezug auf Verantwortlichkeitsfragen, Wahrnehmungen von Überforderung oder Rollenunklarheiten unter Gesundheitsfachberufen entstehen.
- *Ziele*: Unterschiede im Hinblick auf Ziele können sich aus divergierenden Ansichten in der Versorgung, individuellen wertebezogenen Überzeugungen und der beruflichen Sozialisation ergeben.
- *Zwischen Gesundheits(fach)berufen und anderen Beteiligten* (z. B. Patientinnen und Patienten, Familienangehörige, Führungskräfte): Meinungsverschiedenheiten können aufgrund unterschiedlicher Werte, Kommunikationsstile sowie Persönlichkeitsmerkmale entstehen. Diese Meinungsverschiedenheiten beziehen sich in der Regel auf die tatsächliche und wahrgenommene Macht- und Hierarchieebenen in interprofessionellen Beziehungen.

Es obliegt allen Pflegefachpersonen, die Fähigkeit zur Identifikation von Themenbereichen , die voraussichtlich zu Meinungsverschiedenheiten führen, zu entwickeln. Diese Bereiche werden als *Konfliktauslöser* bezeichnet. Dazu gehören Meinungsverschiedenheiten in Bezug auf: Behandlungsansätze, Zustimmungsbefugnis, die Diagnose sowie das Maß an Patientenbeteiligung bei der Zielsetzung und bei der Entlassungsplanung. Pflegefachpersonen müssen in der Folge eine Reihe von Vereinbarungen erarbeiten, um eine effektive Bewältigung solcher Situationen zu ermöglichen. Diese Vereinbarungen enthalten das Bekenntnis zu konstruktiver Kritik, die Bereitschaft zur Auseinandersetzung und Lösung von Konflikten sowie das Engagement zur Reflexion des eigenen Verhaltens. Darüber hinaus müssen die Vereinbarungen sicherstellen, dass die Perspektiven der Patientinnen und Patienten angemessen berücksichtigt werden, insbesondere durch Anerkennung ihrer Expertise durch die gelebten Erfahrungen, Respekt für ihre Werte, Vorlieben und geäußerten Bedürfnisse und durch die Berücksichtigung ihrer jeweiligen Lebenswelt. Pflegefachpersonen übernehmen die Verantwortung, Konflikte zu erkennen, wenn sie auftreten oder das Potenzial dazu besteht. Sie wenden die Prinzipien zur Bewältigung solcher Meinungsverschiedenheiten an (CIHC, 2010).

5.7 Komplexität, Kontext und Qualitätsverbesserung

Der Kompetenzrahmen bildet eine integrative Grundlage zur umfassenden Beschreibung der notwendigen Kompetenzen für eine effektive interprofessionelle Zusammenarbeit. Dieser Rahmen besteht aus den oben beschriebenen sechs Bereichen (▶ Abb. 2). Die Art und Weise, wie dieser Rahmen angewandt wird, unterliegt maßgeblich drei beeinflussenden Faktoren: der Komplexität der Situation oder Begegnung, dem Kontext der beruflichen Praxis und der Notwendigkeit von Qualitätsverbesserungen.

- *Komplexität*: Ansätze interprofessioneller Zusammenarbeit können von einfach bis komplex reichen. Es gibt drei Arten von Systemen, die mit drei Arten von Problemen korrespondieren. *Einfache Systeme* ähneln dem Befolgen eines Rezepts. *Komplizierte Systeme* erfordern ein tiefes Verständnis von Techniken und Terminologien wie bei einem Rezept, jedoch zusätzlich auch Koordination und ein spezialisiertes Fachwissen. *Komplexe Systeme* erfordern besondere Anforderungen, wie das Verständnis einzigartiger lokaler Bedingungen, Interdependenz und Nichtlinearität.
- *Kontext:* In speziellen Praxisbereichen wie Rehabilitation, stationärer Altenpflege oder pädiatrischer Versorgung wird der Kompetenzrahmen zur Unterstützung eines umfassenden und konsistenten Teams verwendet. In einer Notaufnahme oder einer akuten medizinischen Einheit mit hohem Patientenwechsel wenden Pflegefachpersonen den Rahmen möglicherweise anders an. In einer Gemeinde, in der eine Familie ein behindertes Kind hat, besteht möglicherweise Bedarf, über Dienstleister im Gesundheitswesen hinaus zu integrieren z. B. mit Lehrenden in der Schule oder mit dem öffentlichen Gesundheitsdienst.

- *Qualitätsverbesserung*: Es besteht eine wichtige Beziehung zwischen interprofessioneller Zusammenarbeit und Qualitätsverbesserung, da sie sich gegenseitig benötigen und beeinflussen. Qualitätssicherung, mit ihrem Schwerpunkt auf der Arbeit in Systemen, ist von Natur aus ein Teamgeschehen. Durch die Zusammenarbeit über Berufe hinweg und über institutionelle Rollen hinweg können Verbesserungsaktivitäten, die von interprofessionellen Teams, anstatt von Einzelpersonen oder uniprofessionellen Teams, durchgeführt werden, Qualitätsthemen, insbesondere in komplexen Systemen, effektiver angehen. Pflegefachberufe können in Qualitätsverbesserungsmaßnahmen eingebunden sein, die als natürliche Konsequenz von Fragen der Patientensicherheit entstehen, die in interprofessioneller Zusammenarbeit die Gesundheitsergebnisse verbessert oder sich positiv auf die individuelle Erfahrung von Patientinnen und Patienten auswirkt. Durch die Zusammenarbeit und gemeinsame Entscheidung können interprofessionelle Teams Veränderungen im Berufsalltag beeinflussen. Sie können Sicherheitsrisiken reduzieren, indem sie Probleme aus verschiedenen disziplinären Perspektiven betrachten. Somit kann die Anwendung von interprofessioneller Kompetenz Fragen in jedem Praxiskontext, egal ob einfach oder komplex, ansprechen (CIHC, 2010).

5.8 Fazit

Der hier gezeigte Kompetenzrahmen der CIHC stellt einen wichtigen Leitfaden dar. Er hat das Ziel, die Zusammenarbeit zwischen Gesundheits(fach)berufen zu verbessern. Der Kompetenzrahmen betont die Notwendigkeit einer interprofessionellen Ausrichtung, um eine ganzheitliche und qualitativ hochwertige Patientenversorgung zu gewährleisten.

Der Kompetenzrahmen definiert spezifische Kompetenzen, zur effektiven Zusammenarbeit in interprofessionellen Teams. Eine zentrale Komponente ist die Förderung von Teamarbeit, die darauf abzielt, dass Pflegefachpersonen und andere Gesundheits(fach)berufe ihre jeweiligen Fähigkeiten und Perspektiven einbringen und gemeinsam eine umfassende Versorgung sicherstellen. Ein weiterer Schwerpunkt liegt auf der Kommunikation als ein Schlüsselelement interprofessioneller Zusammenarbeit. Der Kompetenzrahmen legt Wert auf klare und effektive Kommunikation. Dies beinhaltet die Fähigkeit, Informationen zu teilen, aktiv zuzuhören, Rückmeldungen zu geben und Konflikte konstruktiv zu lösen. Führungskompetenzen nehmen ebenfalls einen wichtigen Platz im Kompetenzrahmen ein. Pflegefachpersonen werden ermutigt, Führungsqualitäten zu entwickeln, die darauf abzielen, das Team zu motivieren, zu leiten und zu unterstützen. Dies schließt auch die Fähigkeit ein, Verantwortung zu übernehmen, Entscheidungen zu treffen und Innovationen zu fördern. Der respektvolle Umgang miteinander wird als grundlegend für eine positive Teamdynamik und eine patientenzentrierte Versorgung betrachtet. Der Kompetenzrahmen betont die Wichtigkeit von kultureller Sensibilität, Wertschätzung der Vielfalt und die Fähigkeit, in einem Umfeld der Inklusion und gegenseitiger Achtung zu arbeiten. Ein weiterer Aspekt des Kompetenzrahmens ist die Betonung der Selbstreflexion und kontinuierlichen beruflichen Entwicklung. Fachleute im Gesundheitswesen werden ermutigt, ihre eigenen Kompetenzen kritisch zu hinterfragen, sich weiterzubilden und offen für lebenslanges Lernen zu sein.

Zusammenfassend lässt sich konstatieren, dass der Kompetenzrahmen einen umfassenden Ansatz für die Förderung interprofessioneller Kompetenzen im Gesundheitswesen bietet. Der Fokus auf Teamarbeit, Kommunikation, Führungsqualitäten und respektvollen Umgang bildet eine solide Grundlage für die Schaffung effektiver interprofessioneller Teams. Durch die klare Definition von Kompetenzen und die Betonung der Selbstreflexion trägt der Rahmen dazu bei, die Qualität der Patientenversorgung zu steigern und die Zusammenarbeit im Gesundheitswesen nachhaltig zu verbessern.

Lernaufgaben

1. Wer hat den kanadischen Kompetenzrahmen entwickelt?
2. Nennen Sie die vier zentralen Bereiche und die zwei unterstützenden Elemente des Kompetenzrahmens!
3. Wie ist die Kompetenz der Rollenklärung definiert?
4. Wie lässt sich die Kompetenz der patientenzentrierten Versorgung beschreiben?
5. Woran ist die Kompetenz der kollaborativen Führung erkennbar?
6. Wie sind Komplexität, Kontext und Qualitätsverbesserung im Kompetenzrahmen verortet?

Reflexionsaufgaben

1. Auf welche Art und Weise können die Kompetenzen zur Rollenklärung, zur patientenzentrierten Versorgung, zur Teamfunktionalität, zur kollaborativen Führung, zur interprofessionellen Kommunikation und zur interprofessionelle Konfliktlösung bereits in Ausbildung und im Studium erlernt und eingeübt werden?
2. Stellen Sie sich vor, Sie arbeiten als neue pflegerische Leitung der Notaufnahme eines mittelgroßen Krankenhauses. Die leitende Ärztin hat ihre Stelle auch erst seit drei Monaten inne. Sie können nun Ihr Wunschszenario entwerfen: wie können Sie ein Konzept nach dem Kompetenzrahmen umsetzen, um die Zusammenarbeit zum Nutzen der Patientinnen und Patienten zu optimieren? Wessen Unterstützung und welche Ressourcen benötigen Sie dazu?
3. Wo sehen Sie die Grenzen des Kompetenzrahmens?
4. Skizzieren Sie eine Weiterentwicklung des Kompetenzrahmens unter den heutigen Rahmenbedingungen des Gesundheitswesens in Deutschland.

Zum Weiterlesen

WHO (2010). Framework for Action on Interprofessional Education & Collaborative Practice. https://www.who.int/publications/i/item/framework-for-action-on-interprofessional-education-collaborative-practice (abgerufen am 16.03.2024).

Interprofessional Education Collaborative (2023). IPEC Core Competencies for Interprofessional Collaborative Practice: Version 3. Washington, DC: Interprofessional Education Collaborative.

Royal College of Physicians and Surgeons of Canada. The CanMEDS 2005 Physician Competency Framework. Ottawa, Ontario; 2005/2016.

Literaturverzeichnis

ABDA (o. J.). *Apotheker: Quick-Info.* https://www.abda.de/apotheke-in-deutschland/berufsbilder/taetigkeitsbereich/ (abgerufen am 16.03.2024).

Althoff, J. (2023). *Ausbildungsreform schrittweise, Direktzugang unproblematisch.* https://www.bodymedia.de/news/ausbildungsreform-schrittweise-direktzugang-unproblematisch.html (abgerufen am 16.03.2024).

Ärzteblatt (2024) Physiotherapie soll weiterentwickelt werden https://www.aerzteblatt.de/nachrichten/149265/Physiotherapie-soll-weiterentwickelt-werden (abgerufen am 16.03.2024).

BAEK (2016). *Methodischer Leitfaden Morbiditäts- und Mortalitätskonferenzen (M & MK).* https://www.bundesaerztekammer.de/bundesaerztekammer/aerzte/qualitaetssicherung-aerztlicher-berufsausuebung/kursbuecher-curricula-und-leitfaeden (abgerufen am 16.03.2024).

BAEK (2022). *Ergebnisse der Ärztestatistik zum 31.12.2022.* https://www.bundesaerztekammer.de/baek/ueber-uns/aerztestatistik/2022 (abgerufen am 16.03.2024).

BAEK (2023). *Reform des Medizinstudiums: Bedingungen für Studierende im Praktischen Jahr verbessern.* https://www.bundesaerztekammer.de/presse/aktuelles/detail/reform-des-medizinstudiums-bedingungen-fuer-studierende-im-praktisches-jahr-verbessern (abgerufen am 16.03.2024).

BAK (2016). *Das Berufsbild der Apothekerin und des Apothekers.* https://www.abda.de/apotheke-in-deutschland/berufsbilder/taetigkeitsbereich/ (abgerufen am 16.03.2024)

BAK (2019). *Thesen zur Ausbildung des Apothekers.* https://www.abda.de/ (abgerufen am 30.12.2023).

Barth, J. M. (2021). *Die Geschichte der Krankenpflege in 13 Stationen.* https://medwing.com/de/de/magazine/artikel/geschichte-der-krankenpflege (abgerufen am 16.03.2024).

Bartholomeyczik, S. (2017). Zur Entwicklung der Pflegewissenschaft in Deutschland – eine schwere Geburt. *Pflege und Gesellschaft, 22*(H.2), 111–118.

Becker, F. (2020). Mehr Apotheke(r) wagen. In S. Eble, R. Sjuts, T. Ballast, H. Hildebrandt, F. Knieps, R. Lägel & P. Ex (Hrsg.), *Schriftenreihe des Bundesverbandes Managed Care: v.8. Die Zukunft der Arbeit: Im Gesundheitswesen* (1st ed., S. 252–260). Medizinisch Wissenschaftliche Verlagsgesellschaft.

Behrend, R., Herinek, D., Kienle, R., Arnold, F. & Peters, H. (2022). Entwicklung interprofessioneller Ausbildungsziele für die Gesundheitsberufe an der Charité – Universitätsmedizin Berlin – Eine Delphi-Studie [Development of Interprofessional Learning Outcomes for Health Professions at Charité – Universitätsmedizin Berlin – A Delphi-Study]. *Gesundheitswesen (Bundesverband der Arzte des Offentlichen Gesundheitsdienstes (Germany), 84*(6), 532–538. https://doi.org/10.1055/a-1341-1368

Behrend, R., Maaz, A., Sepke, M. & Peters, H. (2019). Interprofessionelle Teams in der Versorgung. In K. Jacobs, A. Kuhlmey, S. Greß, J. Klauber & A. Schwinger (Hrsg.), *Springer eBook Collection: Bd. 2019. Mehr Personal in der Langzeitpflege – aber woher?* (S. 201–209). Springer. https://doi.org/10.1007/978-3-662-58935-9_16

Bergjan, M., Tannen, A., Mai, T. et al. (2021). Einbindung von Pflegefachpersonen mit Hochschulabschlüssen an deutschen Universitätskliniken: ein Follow-up-Survey [Integrating academic nurses in German university hospitals: a follow-up survey]. *Zeitschrift fur Evidenz, Fortbildung und Qualitat im Gesundheitswesen, 163*, 47–56. https://doi.org/10.1016/j.zefq.2021.04.001

Bienstein, C. & Zegelin, A. (2022). Ethikkodex für Pflegefachpersonen: Berufliche Werte wirksam werden lassen. *Die Schwester Der Pfleger*(5). https://www.bibliomed-pflege.de/sp/artikel/45719-berufliche-werte-wirksam-werden-lassen (abgerufen am 02.04.2024).

BMFSFJ. (2023). *FAQ zur neuen Pflegeausbildung: Pflegeausbildung.* https://www.pflegeausbildung.net/alles-zur-ausbildung/faq-zur-neuen-pflegeausbildung.html (abgerufen am 30.12.2023).

BMG (2017). *Nationales Gesundheitsziel – Gesundheit rund um die Geburt.* https://www.bundesgesundheitsministerium.de/service/publikationen/details/nationales-gesundheitsziel-gesundheit-rund-um-die-geburt.html (abgerufen am 16.03.2024).

BMG (2022). *Pflegeberufegesetz.* https://www.bundesgesundheitsministerium.de/pflegeberufegesetz.html (abgerufen am 16.03.2024).

Böhmer-Breuer, R. (2023). *Aufbauwissen Pflege Lebensweltorientierung* (1. Auflage). *Aufbauwissen Pflege.* Elsevier.

Böll, B., Naendrup, J.-H., Reifarth, E. & Borrega, J. G. (2022). Interdisziplinäre und interprofessionelle Kommunikation im Team [Interdisciplinary and interprofessional communication in intensive and emergency care]. *Medizinische Klinik, Intensivmedizin und Notfallmedizin*, 117(8), 588–594. https://doi.org/10.1007/s00063-022-00955-z

Büscher, A., Igl, G., Klie, T. et al. (2020). Stellungnahme: Probleme bei der Umsetzung der Vorschrift zur Ausübung vorbehaltener Tätigkeiten (§ 4 Pflegeberufegesetz) – Anmerkungen und Lösungsvorschläge. *Die Schwester Der Pfleger*(2), 3–6.

BV Geriatrie (2021). *Auslegungshinweise zum Bundesverband Geriatrie zum OPS 8-550 Version 2021.* https://bv-geriatrie.de/aktuelles/meldungen/571-auslegungshinweise-2021-jetzt-ver%C3%B6ffentlicht.html (abgerufen am 30.12.2023).

bvmd (2019). *Leitfaden »How to ipsta«.* https://www.bvmd.de/portfolio-items/ipsta-interprofessionelle-ausbildungsstaion/ (abgerufen am 16.03.2024).

CAIPE (2002). *The Definition and Principles of Interprofessional Education.* https://www.caipe.org/about (abgerufen am 16.03.2024).

CAIPE (2021). *Interprofessional Education Handbook.* https://www.caipe.org/resources/publications/caipe-publications/caipe-2021-a-new-caipe-interprofessional-education-handbook-2021-ipe-incorporating-values-based-practice-ford-j-gray-r (abgerufen am 16.03.2024).

Campenhausen, J. von. (2020). *Ärztliche Kommunikation für Medizinstudierende* (1st ed. 2020). *Springer eBook Collection.* Springer Berlin Heidelberg; Imprint Springer. https://doi.org/10.1007/978-3-662-61749-6

Charité (2023). *interTUT – kooperativ lernen, lehren und arbeiten.* https://lernzentrum.charite.de/peer_teaching_tutorien/intertut/ (abgerufen am 02.04.2024).

Charles, G., Bainbridge, L. & Gilbert, J. (2010). The University of British Columbia model of interprofessional education. *Journal of interprofessional care*, 24(1), 9–18. https://doi.org/10.3109/13561820903294549

Cichon, I. & Schmenger, K. (Hrsg.). (2018). *Gemeinsam besser werden für Patienten: Interprofessionelle Lehrkonzepte aus der Förderung der Robert-Bosch-Stiftung.* Robert Bosch Stiftung.

CIHC (2010). *A National Interprofessional Competency Framework.* https://www.cihc-cpis.com/publications1.html (abgerufen am 16.03.2024).

Csellich-Ruso, R. (2018). Zusammenarbeiten in interkulturellen Teams. *psychopraxis. neuropraxis*, 21(5), 223–226. https://doi.org/10.1007/s00739-018-0501-3

DBL (o. J.). *FAQ zu 1. Ausbildung und Beruf und 2. Akademisierung.* https://www.dbl-ev.de/bildung/ausbildung-und-studium/faq-zu-1-ausbildung-und-beruf-und-2-akademisierung (abgerufen am 16.03.2024).

DBL (o. J.). *Logopädische Kompetenzen.* https://www.dbl-ev.de/logopaedie/logopaedische-kompetenzen (abgerufen am 16.03.2024).

DBL (2022). *Selbstverpflichtungen auf der Grundlage ethischer Prinzipien des Deutschen Bundesverbandes für Logopädie e. V. (dbl).* https://www.dbl-ev.de/der-dbl/der-verband/grundsatzpapiere (abgerufen am 16.03.2024).

Destatis (2023). *Fast ein Drittel aller Geburten im Jahr 2021 durch Kaiserschnitt: Pressemitteilung Nr. N 009 vom 15. Februar 2023.* https://www.destatis.de/DE/Presse/Pressemitteilungen/2023/02/PD23_N009_231.html (abgerufen am 16.03.2024).

Deutscher Bundestag (2019). *Pflegeausbildungsreform – Akademisierung und Pflegepädagogik.* http://dipbt.bundestag.de/extrakt/ba/WP19/2506/250658.html (abgerufen am 16.03.2024)

Deutscher Bundestag (2020). *Antwort der Bundesregierung auf die Kleine Anfrage der Abgeordneten Christine Aschenberg-Dugnus, Michael Theurer, Grigorios Aggelidis, weiterer Abgeordneter und der Fraktion der FDP: Drucksache 19/15835.*

DGP & DPR (2021). *Gemeinsames Statement: DGP und DPR zur Situation der primärqualifizierenden Pflegestudiengänge an den deutschen Hochschulen.* https://dg-pflegewissenschaft.de/aktuelles/gemeinsames-statement-dgp-und-dpr-zur-situation-der-primaerqualifizierenden-pflegestudiengaenge-an-den-deutschen-hochschulen/ (abgerufen am 16.03.2024).

DHV (2022). *Zahlenspiegel zur Situation der Hebammen 04/2022.* https://hebammenverband.de/presse#pressematerial (abgerufen am 16.03.2024).

Dierkes, B. & Gottschalk, A. (2019). Der Weg zu einer neuen gemeinsamen Visitenkultur. *Pflegezeitschrift*, 72(4), 10–13.

DVE (o. J.). *Ethik-Kodex.* https://dve.info/ergotherapie/ethik (abgerufen am 16.03.2024).

DVE (2017). *Die Ergotherapie in Deutschland. Zahlen. Daten. Fakten.* https://dve.info (abgerufen am 30.12.2023).

Fabisch, G. (2023). Akademisierung der Gesundheitsfachberufe. *Diabetes-Forum*, 35(12), 6–8.

Flaiz, B. (2019). Unterschiede professioneller Identität von Pflegefachpersonen in Australien und Deutschland – eine Ländervergleichsstudie. *Pflege und Gesellschaft* (3), Artikel 10.3262/P&G1903237, 237–259.

Fleischmann, N. (2009). Pflege als Profession? *intensiv*, 17(04), 168–176. https://doi.org/10.1055/s-0029-1235139

Fleischmann, N. & Brähler, J. (2022). Arbeitsmarktperspektiven für Absolvent_innen pflegebezogener Studiengänge 2021: Eine Stellenanzeigenanalyse zu Qualifikationen, Arbeitsbereichen und regionaler Verteilung. *Pädagogik der Gesundheitsberufe* (1), 48–56.

Fleischmann, N., Eichner, I., Simmenroth, A., Zarnack, F. & Müller, C. (2017). Interprofessionelle Ausbildung in den Gesundheitsberufen. *PADUA*, 12(5), 330–336. https://doi.org/10.1024/1861-6186/a000399

Fliedner, M. C. & Eychmüller, S. (2016). Ansprüche an die interprofessionelle Zusammenarbeit. *Der Onkologe*, 22(9), 631–637. https://doi.org/10.1007/s00761-016-0070-0

Forster, A. (2018). Visite — ein komplexes Bild der Interprofessionalität. *Pflegezeitschrift*, 71(1-2), 22–25. https://doi.org/10.1007/s41906-018-0356-5

Franz, S., Muser, J., Thielhorn, U., Wallesch, C.-W. & Behrens, J. (2020). Interprofessionelle Kommunikation zwischen therapeutisch Pflegenden und anderen therapeutischen Berufsangehörigen (Physiotherapie, Ergotherapie und Logopädie) in der neurologischen Frührehabilitation [Inter-Professional Communication Between Nursing Therapists and other Therapeutic Professions (Physio-, Occupation and Speech Therapy) in Neurological Early Rehabilitation]. *Die Rehabilitation*, 59(3), 149–156. https://doi.org/10.1055/a-1024-8271

gbe-bund (2023). *Gesundheitspersonal in 1.000. Gliederungsmerkmale: Jahre, Deutschland, Alter, Beschäftigungsart, Beruf.* https://www.gbe-bund.de/gbe/pkg_olap_tables.prc_set_hierlevel?p_uid=gasta&p_aid=92185541&p_sprache=D&p_help=2&p_indnr=96&p_ansnr=67220043&p_version=2&p_dim=D.489&p_dw=44493&p_direction=drill (abgerufen am 16.03.2024).

Geppert-Orthofer, U. (2021). Auf den Anfang kommt es an – das Hebammenwesen in Deutschland. In R. Kühne, J. Graalmann & F. Knieps (Hrsg.), *Die Zukunft der Gesundheits(fach)berufe: Mehr Kompetenzen – mehr Verantwortung. Mit einem Geleitwort von Jens Spahn* (1st ed., S. 98–110). Medizinisch Wissenschaftliche Verlagsgesellschaft.

GQMG (2020). *SBAR als Tool zur fokussierten Kommunikation: Arbeitshilfe Bessere Kommunikation 2*. https://www.gqmg.de/publikationen/ (abgerufen am 16.03.2024).

GQMG (2021). *Grundregeln der Kommunikation: Arbeitshilfe Bessere Kommunikation 1*. https://www.gqmg.de/publikationen/ (abgerufen am 16.03.2024).

Gräff, ;I., Ehlers, P. & Schacher, S. (2023). SINNHAFT – die Merkhilfe für die standardisierte Übergabe in der zentralen Notaufnahme. *Notfall + Rettungsmedizin*. Vorab-Onlinepublikation. https://doi.org/10.1007/s10049-023-01167-4

Hackstein, A., Hagemann, V., Kaufmann, F. von & Regener, H. (Hrsg.). (2016). *Handbuch Simulation*. S+K Verlagsgesellschaft Stumpf + Kossendey mbH.

Hämel, K. & Vössing, K. (2018). *PORT – Patientenorientierte Zentren zur Primär- und Langzeitversorgung: Gesundheitszentren in Spanien (Centros de Salud)*. https://www.bosch-stiftung.de/de/publikation/port-patientenorientierte-zentren-zur-primaer-und-langzeitversorgung-gesundheitszentren (abgerufen am 16.03.2024).

Hansen, H. (2021). Logopädie/Sprachtherapie: Potenziale für die Gesundheitsversorgung von morgen. In R. Kühne, J. Graalmann & F. Knieps (Hrsg.), *Die Zukunft der Gesundheits(fach)berufe: Mehr Kompetenzen – mehr Verantwortung. Mit einem Geleitwort von Jens Spahn* (1st ed., S. 140–150). Medizinisch Wissenschaftliche Verlagsgesellschaft.

Heitmann, D. & Reuter, C. (2019). Pflegestudiengänge in Deutschland. *Pflegezeitschrift*, 72(8), 59–61. https://doi.org/10.1007/s41906-019-0138-8

Helsper, W. (2021). *Professionalität und Professionalisierung pädagogischen Handelns: Eine Einführung*. utb GmbH. https://doi.org/10.36198/9783838554600

Henrichs, C. (2019). Von der Berufung zum Beruf, für den man einsteht: Die Pflegekräfte. Mutig und selbstbewusst konventionelle Regeln hinterfragen und verändern. In E. Scharfenberg & I. Teglas (Hrsg.), *Altenpflege – Vorsprung durch Wissen. Pflege ist stark: Gelebte Ideen und Zukunftsimpulse* (S. 14–23). Vincentz Network.

Höppner, H. (2021). Physiotherapie in der Gesundheitsversorgung in Deutschland heute und morgen – zwischen Prekarisierung und Wachstum. In R. Kühne, J. Graalmann & F. Knieps (Hrsg.), *Die Zukunft der Gesundheits(fach)berufe: Mehr Kompetenzen – mehr Verantwortung. Mit einem Geleitwort von Jens Spahn* (1st ed., S. 111–126). Medizinisch Wissenschaftliche Verlagsgesellschaft.

ICN. (2021). *Der ICN-Ethikkodex für Pflegefachpersonen: Überarbeitet 2021. Deutsche Übersetzung*. https://www.dbfk.de/de/dbfk/Ethikkodex.php (abgerufen am 16.03.2024).

Isfort, M. (2003). Die Professionalität soll in der Praxis ankommen: Teil II. *Pflege aktuell* (6), 325–329.

Joswig, M., Cichon, I. & Schäfer, T. (Hrsg.). (2019). *Sternstunden interprofessioneller Zusammenarbeit im Gesundheitswesen: (Un-)wahre Patientengeschichten aus dem Leben*. Robert Bosch Stiftung GmbH.

Julier-Abgottspon, E., Brunner-Pfaffen, S. & Eissler, C. (2023). Selbstimage und öffentliches Image des Pflegeberufs: eine quantitative und qualitative Querschnittsstudie. *Prävention und Gesundheitsförderung*, 18(1), 138–144. https://doi.org/10.1007/s11553-021-00930-0

Jünger, J. (2019). *Berufsübergreifend Denken – Interprofessionell Handeln. Empfehlung zur Gestaltung der interprofessionellen Lehre an den medizinischen Fakultäten*. https://impp.de/forschung/drittmittelprojekte/interprofessionelle-zusammenarbeit-und-kommunikation.html (abgerufen am 16.03.2024).

Kaap-Fröhlich, S., Ulrich, G., Wershofen, B. et al. (2022). Position paper of the GMA Committee Interprofessional Education in the Health Professions – current status and outlook. *GMS journal for medical education*, 39(2), Doc17. https://doi.org/10.3205/zma001538

Kahl, K. (2017). Interdisziplinäre Ausbildung: Teamwork in der Notaufnahme. *Medizin studieren* (7).

Kasberg, A. & Zamath, F. (2021). Ergotherapie: im Spannungsfeld zwischen veralteten Regularien, fragmentierter Versorgungsrealität und Förderung der inklusiven Gesellschaft. In R. Kühne, J. Graalmann & F. Knieps (Hrsg.), *Die Zukunft der*

Gesundheits(fach)berufe: Mehr Kompetenzen – mehr Verantwortung. Mit einem Geleitwort von Jens Spahn (1st ed., S. 127–139). Medizinisch Wissenschaftliche Verlagsgesellschaft.

Keil, S., Abler, M., Stocker, I. et al (2021). Vom IHR zum WIR – Gemeinsames Lernen interprofessioneller Skills. *PADUA*, *16*(2), 94–99. https://doi.org/10.1024/1861-6186/a000606

Klemmt, M. (2022). Profession und Professionalisierung in den Gesundheitsberufen. *Hebamme*, *35*(01), 20–26. https://doi.org/10.1055/a-1710-6918

Klotz, S. (2019). Professionalisierung und Handlungsfelder in den Gesundheitsfachberufen. In R. Haring (Hrsg.), *Springer Reference Pflege – Therapie – Gesundheit. Gesundheitswissenschaften* (S. 803–811). Springer Berlin Heidelberg. https://doi.org/10.1007/978-3-662-58314-2_72

Kühl, S. (2021). Die folgenreiche Verwechslung von Teams, Cliquen und Gruppen. *Gruppe. Interaktion. Organisation. Zeitschrift für Angewandte Organisationspsychologie (GIO)*, *52*(2), 417–434. https://doi.org/10.1007/s11612-021-00576-8

Kultusministerkonferenz. (2005). *R A H M E N L E H R P L A N für den Ausbildungsberuf Medizinischer Fachangestellter/Medizinische Fachangestellte*. https://mfa-niedersachsen.de/die-ausbildung/ (abgerufen am 16.03.2024).

Kurz, C. & Richter-Kuhlmann, E. (2023). Die Zukunft gehört dem Team. *Deutsches Ärzteblatt*, *120*(20), A900-A903.

Lademann, J. (2018a). Entwicklung des Pflegeberufs. In C. Büker, J. Lademann & K. Müller (Hrsg.), *Moderne Pflege heute: Beruf und Profession zeitgemäß verstehen und leben* (S. 44–80). Kohlhammer Verlag.

Lademann, J. (2018b). Professionalisierung. In C. Büker, J. Lademann & K. Müller (Hrsg.), *Moderne Pflege heute: Beruf und Profession zeitgemäß verstehen und leben* (S. 103–123). Kohlhammer Verlag.

Landespflegekammer Rheinland-Pfalz. (2020). *Berufsordnung*. https://pflegekammer-rlp.de/download/berufsordnung-pdf/ (abgerufen am 16.03.2024).

Lehmann, Y., Schaepe, C., Wulff, I. & Ewers, M. (2019). *Pflege in anderen Ländern: Vom Ausland lernen?* (1. Auflage). medhochzwei. http://ebooks.ciando.com/book/index.cfm?bok_id=2631495

Loosli, A.-K. & Müller, A. (2019). *SBAR und I-PASS : was die Literatur zu den zwei Übergabeinstrumenten aufzeigt*. ZHAW Zürcher Hochschule für Angewandte Wissenschaften. https://digitalcollection.zhaw.ch/handle/11475/18623 https://doi.org/10.21256/ZHAW-18623

Mahler, C. (2021). *Interprofessionelle Zusammenarbeit – eine Selbstverständlichkeit? Vortrag bei: Interprofessionelle Lehre – interprofessionelle Didaktik*. PH Luzern, 2021.

Mahler, C., Gutmann, T., Karstens, S. & Joos, S. (2014). Terminology for interprofessional collaboration: definition and current practice. *GMS Zeitschrift für medizinische Ausbildung*, *31*(4), Doc40. https://doi.org/10.3205/zma000932

Marx, D. (2021). *Das CEESAR-Konzept von FaktorMensch*. https://www.faktormens.ch/mehr/ceesar/ (abgerufen am 16.03.2024).

Marx, Y. (2017). Nicht länger sprachlos im OP: Interprofessioneller Workshop für Medizinstudierende und Auszubildende. *UMMD aktuell*(2), 20–21.

Meng, M., Peters, M. & Dorin, L. (2022). *Erste Sondererhebung des BIBB-Pflegepanels: ein aktueller Überblick zu berufsqualifizierenden Pflegestudiengängen* [Version 1.0]. https://res.bibb.de/vet-repository_780291 (abgerufen am 16.03.2024).

Merriman, C. & Della F. (2021). Interprofessional ward rounds in an adult intensive care unit: an appreciative inquiry into the central collaboration between the consultant and the bedside nurse. *Journal of interprofessional care*, 1–9. https://doi.org/10.1080/13561820.2021.1985441

Mette, M. (2022). Die Zusammenarbeit auf interprofessionellen Ausbildungsstationen üben. *Dr. Mabuse*, *256*(2), 29–31.

Mink, J., Mitzkat, A., Mihaljevic, A. L. et al. (2019). The impact of an interprofessional training ward on the development of interprofessional competencies: study protocol of a longitudinal mixed-methods study. *BMC medical education*, *19*(1), 48. https://doi.org/10.1186/s12909-019-1478-1

Müller, C., Simmenroth, A., Ruwe, G. et al. (2017). Anamnese und Planungsgespräch in der häuslichen Versorgung im interprofessionellen Team: Lehrprojekt mit Schauspielpatienten für Medizinstudierende und Lernende der Gesundheits- und Krankenpflege. *Pflegewissenschaft, 19*(7-8), 154–159. https://doi.org/10.3936/1477

Neugebauer, T., Brzoska, P., Wrona, K. J. B., Yilmaz-Aslan, Y. & Hämel, K. (2022). Interprofessionelle Kommunikation in der Primärversorgung – Fördernde und hemmende Aspekte. Ein narratives Review. *Pflegewissenschaft, 24*, 241–249.

Niedersächsischer Landtag (2021). *Bericht der Enquetekommission.* https://www.landtag-niedersachsen.de/abgeschlossene-kommissionen/ (abgerufen am 16.03.2024).

Nock, L. (2016). *Handlungshilfe zur Entwicklung von interprofessionellen Lehrveranstaltungen in den Gesundheitsberufen.* Stuttgart. Robert Bosch Stiftung.

Nock, L. (2018). *Interprofessionelle Ausbildungsstationen – Ein Praxisleitfaden.* Robert Bosch Stiftung.

Nock, L. (2020). *Interprofessionelles Lehren und Lernen in Deutschland – Entwicklung und Perspektiven.* Robert Bosch Stiftung. https://www.bosch-stiftung.de/de/publikation/interprofessionelles-lehren-und-lernen-deutschland-entwicklung-und-perspektiven (abgerufen am 16.03.2024).

Nolting, H.-D., Ochmann, R. & Zich, K. (2021). *Gesundheitszentren für Deutschland. Wie ein Neustart in der Primärversorgung gelingen kann.* Robert Bosch Stiftung. https://www.bosch-stiftung.de/de/publikation/gesundheitszentren-fuer-deutschland (abgerufen am 16.03.2024).

Optica (2021). *Frauenpower – Therapieberufe in Frauenhand.* https://www.optica.de/wissenswert/detail/frauenpower-therapieberufe-in-frauenhand (abgerufen am 16.03.2024).

Pfingsten, A. & Borgetto, B. (2022). *Vorteile einer vollständigen Akademisierung der therapeutischen Gesundheitsberufe für die Versorgung.* https://www.bifg.de/media/dl/gesundheitswesen-aktuell/2022/gwa%202022%20pfingsten.pdf (abgerufen am 16.03.2024).

Pfisterer-Heise, S. (2020). Warum Interprofessionalität unverzichtbar ist. In S. Eble, R. Sjuts, T. Ballast, H. Hildebrandt, F. Knieps, R. Lägel & P. Ex (Hrsg.), *Schriftenreihe des Bundesverbandes Managed Care: v.8. Die Zukunft der Arbeit: Im Gesundheitswesen* (1st ed., S. 199–214). Medizinisch Wissenschaftliche Verlagsgesellschaft.

Pflegeberufegesetz (2020). https://www.gesetze-im-internet.de/pflbg/BJNR258110017.html (abgerufen am 16.03.2024).

Pflegekammer Nordrhein-Westfalen. (2023). *Weiterbildungsordnung.* https://www.pflegekammer-nrw.de/profession-pflege-gestaltet-ihren-eigenen-weg-pflegekammer-nrw-regelt-ihre-weiterbildung-2/ (abgerufen am 16.03.2024).

Physio-Deutschland. (2022). *Zahlen, Daten, Fakten zur Physiotherapie.* https://www.physio-deutschland.de/fachkreise/beruf-und-bildung/zahlen-daten-fakten.html (abgerufen am 16.03.2024).

Physio-Deutschland. (2023). *Was Physiotherapie ist und was sie leistet.* https://www.physio-deutschland.de/fachkreise/beruf-und-bildung/berufsbild.html (abgerufen am 16.03.2024).

Prescher, T., Weimann-Sandig, N. & Wiesner, C. (2021). Interprofessionelle Fallbesprechung. *Pädagogik der Gesundheitsberufe, 8*(4), 259–270.

Robert Bosch Stiftung (2021). *Mit starken Teams die Gesundheitsversorgung zukunftsfähig machen.* https://www.neustart-fuer-gesundheit.de/mit-starken-teams-die-gesundheitsversorgung-zukunftsfaehig-machen (abgerufen am 16.03.2024).

Rosenthal-Schleicher, K. & Meißner, A. (2017). »Wenn zwei sich streiten, leidet der Dritte«: Herausforderungen und Chancen im interprofessionellen Dialog zwischen pflegerischen und ärztlichen Kolleginnen und Kollegen. *Pflegewissenschaft, 19*(9/10), 440–448. https://doi.org/10.3936/1527

Rudolph, J. W., Simon, R., Dufresne, R. L. & Raemer, D. B. (2006). There's no such thing as »nonjudgmental« debriefing: a theory and method for debriefing with good judgment. *Simulation in healthcare : journal of the Society for Simulation in Healthcare, 1*(1), 49–55. https://doi.org/10.1097/01266021-200600110-00006

Rüschoff, B. (Hrsg.). (2019). *Wissenschaftliche Diskussionspapiere: Heft 206. Methoden der Kompetenzerfassung in der beruflichen Erstausbildung in Deutschland: Eine systematische Überblicksstudie* (1. Auflage). Verlag Barbara Budrich.

Schäffler, A. (2021). *Vorbehaltstätigkeiten.* https://www.pschyrembel.de/Vorbehaltst%C3%A4tigkeiten/T0408 (abgerufen am 16.03.2024).

Schmitz, C., Berchtold, P., Cichon, I., Klapper, B. & Amelung, V. E. (2020). Stand und Zukunft der interprofessionellen Zusammenarbeit in Deutschland. In S. Eble, R. Sjuts, T. Ballast, H. Hildebrandt, F. Knieps, R. Lägel & P. Ex (Hrsg.), *Schriftenreihe des Bundesverbandes Managed Care: v.8. Die Zukunft der Arbeit: Im Gesundheitswesen* (1st ed., S. 183–198). Medizinisch Wissenschaftliche Verlagsgesellschaft.

Schmutz, J. B., Eppich, W. J. & Schmutz, S. (2022). Teaminklusion fördern durch inklusive Sprache, Teamreflexion und Einbezug von Patientinnen und Patienten. *DIVI*.

Schroeder, W. (2018). *Interessenvertretung in der Altenpflege: Zwischen Staatszentrierung und Selbstorganisation. Springer VS research.* Springer VS. https://doi.org/10.1007/978-3-658-19407-9

Schwinger, A. (2019). Pflegekammer als starke Klammer? *Gesundheit und Gesellschaft* (3).

Seidlein, A.-H. & Salloch, S. (2022). Ethische Fragen im Gesundheitswesen als Gegenstand interprofessionellen Lernens: Überblick zur Situation in Deutschland und Projektbericht. *Ethik in der Medizin, 34*(3), 373–386. https://doi.org/10.1007/s00481-022-00703-z

Sottas, B. (2016). Interprofessionelle Bildung und integrierte Versorgung in Schweden. *Case Management*(1), 31–36.

Sottas, B. (2020). *Handbuch für Lernbegleiter auf interprofessionellen Ausbildungsstationen.* Stuttgart. Robert Bosch Stiftung.

Sottas, B., Kissmann, S. & Brügger, S. (2017). *Interprofessionelle Ausbildung (IPE): Erfolgsfaktoren – Messinstrument – Best Practice Beispiele.* https://doi.org/10.13140/RG.2.2.28416.53764

Sottas, B., Mentrup, C. & Meyer, P. C. (2016). Interprofessional education and practice in Sweden / Interprofessionelle Bildung und Praxis in Schweden. *International Journal of Health Professions, 3*(1), 3–13. https://doi.org/10.1515/ijhp-2016-0002

Stagge, M. (2016). *Multikulturelle Teams in der Altenpflege.* Springer Fachmedien Wiesbaden. https://doi.org/10.1007/978-3-658-11510-4

Stinus, H. & Borcherding, A. (2020). Medizinische Fachangestellte (MFA). In S. Eble, R. Sjuts, T. Ballast, H. Hildebrandt, F. Knieps, R. Lägel & P. Ex (Hrsg.), *Schriftenreihe des Bundesverbandes Managed Care: v.8. Die Zukunft der Arbeit: Im Gesundheitswesen* (1st ed., S. 261–269). Medizinisch Wissenschaftliche Verlagsgesellschaft.

Thien, G. (2021). *1 Minute Fortbildung: SBAR Konzept zur strukturierten Übergabe.* https://twitter.com/1MinuteApp/status/1740475131141804146 (abgerufen am 16.03.2024).

VMF (2020). *Berufswunsch: Medizinische/r Fachangestellte/r.* https://www.vmf-online.de/mfa (abgerufen am 16.03.2024).

VMF (2023). *Zahlen und Fakten.* https://www.vmf-online.de/suche?q=zahlen+und+fakten&aktion=Suche+starten (abgerufen am 16.03.2024).

Vogel, W. (2017). *Das geriatrische Team: Wie interprofessionelles Arbeiten gelingt.* Kohlhammer. https://eref.thieme.de/ebooks/2275318

Voges, W. (2013). *Pflege alter Menschen als Beruf: Soziologie eines Tätigkeitsfeldes.* VS Verlag für Sozialwissenschaften.

Vonzun, L. & Haslinger, C. (2023). Morbiditäts- und Mortalitätskonferenz. *Die Gynäkologie, 56*(8), 544–550. https://doi.org/10.1007/s00129-023-05118-5

Walkenhorst, U. & Hollweg, W. (2023). Interprofessionelles Lehren und Lernen in den Gesundheitsberufen. In I. Darmann-Finck & K.-H. Sahmel (Hrsg.), *Springer Reference Pflege – Therapie – Gesundheit. Pädagogik im Gesundheitswesen* (S. 303–318). Springer. https://doi.org/10.1007/978-3-662-66832-0_18

Waltner, M. (2023). *Interprofessionelle Fallbesprechung: Ergänzende Lerninhalte zur Sonderausbildung in der Intensivpflege* [Masterarbeit]. Fachhochschule FH Campus,

Wien. https://pub.fh-campuswien.ac.at/obvfcwhsacc/content/titleinfo/9190130 (abgerufen am 16.03.2024).

Weinmann, S. (2023). Multi- und Interprofessionalität in der Psychiatrie: Chancen, Risiken und Nebenwirkungen. *sozialpsychiatrische informationen*, 53(3), 6–10.

Wershofen, B. & Fischer, M. (o. J.). *Förderung der interprofessionellen Kommunikation (FInKo)*. München. Klinikum der Universität München.

WHO (2010). *Framework for Action on Interprofessional Education & Collaborative Practice*. https://www.who.int/publications/i/item/framework-for-action-on-interprofessional-education-collaborative-practice (abgerufen am 16.03.2024).

WIdO (2023). *Heilmittelbericht 2022/2023: Ergotherapie, Sprachtherapie, Physiotherapie, Podologie*. https://www.wido.de/publikationen-produkte/buchreihen/heilmittelbericht/2022/ (abgerufen am 16.03.2024).

Wilkesmann, M. & Falkenberg, J. (2021). Im Zeichen von Ökonomisierung und Digitalisierung. *Aus Politik und Zeitgeschichte*, 71, S. 39–46.

Wissenschaftsrat (2012). *Empfehlungen zu hochschulischen Qualifikationen für das Gesundheitswesen. Drucksache / Wissenschaftsrat: 2411-12*. http://www.wissenschaftsrat.de/download/archiv/2411-12.pdf (abgerufen am 16.03.2024).

Wissenschaftsrat (2022). *HQGplus-Studie zu Hochschulischen Qualifikationen für das Gesundheitssystem – Update*. Köln. https://doi.org/10.57674/V8GX-DB45

Wissenschaftsrat (2023). *Perspektiven für die Weiterentwicklung der Gesundheitsfachberufe erkennen und nutzen: Wissenschaftliche Potenziale für die Gesundheitsversorgung*. https://www.wissenschaftsrat.de/download/2023/1548-23.html (abgerufen am 16.03.2024).

Zegelin, A. (2021). *Berufsstolz ist wichtig für Pflegende*. Pflege professionell. https://pflege-professionell.at/berufsstolz-ist-wichtig-fuer-pflegende (abgerufen am 30.12.2023).

Stichwortverzeichnis

A

Akademisierung   16, 22, 53, 54, 69

E

Ergotherapie   42, 91, 114

H

Hebammen   42, 91, 114

I

Interprofessionelle
  Zusammenarbeit   31, 33, 48, 86,
  117, 122, 123, 127
Interprofessionelles Lernen   81, 98, 108,
  121

L

Logopädie   11, 37, 44, 54, 91, 107

P

Pflegewissenschaft   20
Physiotherapie   40, 56, 91, 114
Profession   14, 17
Professionalisierung   13, 14, 16, 18, 39,
  41, 43, 45, 47, 49, 51
professionelle Identität   15
Professionsmodelle   16

S

SBAR   12, 69, 79, 92, 111
Selbstverwaltung   18, 24
Sozialprestige   18, 28

V

Vorbehaltsaufgaben   27